# LA MÉTHODE ACIDE-BASE

Docteur Hervé GROSGOGEAT

# LA MÉTHODE ACIDE-BASE

Perdre du poids
Ralentir le vieillissement
Prévenir les maladies

Odile Jacob

Ce livre a été écrit en collaboration avec Helena Compper, experte dans la conduite du processus de changement. Diplômée en sciences politiques et en communication de l'Université d'Atlanta (États-Unis) et diplômée en troubles nutritionnels de la faculté de médecine de Paris-V. Sa formation en techniques comportementales et cognitives pour la gestion du stress a été assurée en instituts privés, aussi bien en France qu'aux États-Unis.

Helena Compper est conceptrice de méthodes de soins qui relient la naturothérapie et le bien-être.


15, RUE SOUFFLOT, 75005 PARIS

www.odilejacob.fr

ISBN 978-2-7381-1695-6

# *Sommaire*

## *Avertissement*

Les informations présentées dans cet ouvrage ont pour but de vous aider à faire des choix éclairés concernant votre santé. Avant d'entreprendre tout programme nutritionnel et physique, il est recommandé de consulter un médecin.

# *Remerciements*

La rédaction de cet ouvrage m'a demandé plusieurs années de réflexion et de travail, et je tiens à remercier toutes celles et tous ceux qui m'ont soutenu pour que ce projet voie le jour.

Tout d'abord, je voudrais remercier Odile Jacob, une femme hors du commun, figure emblématique dans le monde de l'édition. Je veux la remercier pour son enthousiasme, sa vivacité d'esprit et pour m'avoir poussé à relever le défi qui était d'écrire un livre dont nous serions fiers tous les deux. Un livre qui sera le reflet de ma passion.

Je remercie mon père qui, tout au long de sa carrière, m'a servi d'exemple et de mentor.

Merci à Helena Compper, la responsable de l'équipe de recherche, sans qui ce travail n'aurait pu aboutir. Son dévouement, sa confiance et son soutien font d'elle une merveilleuse partenaire.

Je remercie également le professeur Jürgen Vormann, de l'Université de Stuttgart, fondateur de l'Institut pour la prévention et l'alimentation de Munich, et également organisateur du Symposium international sur l'équilibre acide-base.

Je n'oublie pas le professeur Thomas Remer, qui m'a permis d'étayer mes recherches avec des données scientifiques, ni Pierre Meneton chercheur à l'Inserm, dont l'esprit vif et la générosité à partager les informations m'ont touché.

Je tiens à remercier mes collègues de la faculté de médecine de Paris-XIII qui m'ont apporté leur savoir dans cette discipline nouvelle, en particulier le docteur Izan Tsou-Ho, directeur de l'enseignement du diplôme universitaire de naturothérapie, et le docteur Christian Charon pour leur ouverture d'esprit et leur passion dans la transmission de ce savoir.

Je remercie également tous les patients qui m'ont gentiment autorisé à utiliser leurs témoignages. Cette méthode n'aurait jamais existé sans leur volonté d'explorer une voie alternative et nouvelle. Durant toutes ces années, leurs expériences respectives m'ont permis de définir et de redéfinir la méthode pour lui donner sa forme actuelle.

Merci, enfin, à toute l'équipe de rédaction qui m'a aidé dans l'écriture de cet ouvrage.

# *Préface*

S'il fut un temps où les peurs alimentaires qui inquiétèrent les Français furent celles des intoxications ou des toxi-infections – listériose, salmonellose, maladie de la vache folle ou plus récemment grippe aviaire –, nos contemporains prennent maintenant conscience d'un danger beaucoup plus grave et plus sournois : une alimentation inadaptée, désorganisée et incontrôlée les frappe avec une fréquence accrue et atteint même les plus jeunes d'entre eux. Avec son cortège de conséquences redoutables : l'acidité, le surpoids, le diabète et la survenue croissante de maladies cardio-vasculaires.

Le livre du docteur Hervé Grosgogeat vient à point nommé pour préciser les caractères de l'acidité, problème sournois, en analyser les causes et en préconiser les remèdes. L'auteur, grâce à sa grande expérience de nutritionniste, spécialiste des médecines complémentaires et médecin du sport, nous décrit par le vécu de cas concrets, la diversité des manifestations qui accompagnent l'acidité : fatigue physique, lassitude morale, douleurs diverses, musculaires, rhumatismales, osseuses, souvent sur un fond de tendance dépressive et de découragement. Il nous montre de plus qu'un tel état n'est pas le résultat d'un simple dérèglement alimentaire, que d'ailleurs les régimes successifs bien souvent n'arrivent pas à combattre, mais implique la perturbation d'un tout, un comportement anormal à la fois nutritionnel, physique et émotionnel.

Mais depuis quand est apparu un tel dérèglement ?

Nous avons connu avant la Seconde Guerre mondiale un ensemble de conditions plus favorables qu'actuellement à un comportement naturel. L'alimentation, fruit d'une tradition transmise de mère en fille, était le garant d'un excellent équilibre nutritionnel.

La guerre rompit cet équilibre traditionnel, apportant avec elle, en plus de l'insécurité, une grave pénurie alimentaire.

La paix revenue, les nécessités d'un retour à la suffisance ont poussé l'agriculture à l'exploitation intensive et l'industrie agroalimentaire à un développement accéléré et considérable. Le résultat en fut l'apparition d'une abondance, puis d'une surabondance, alimentaire.

Un tel bouleversement n'a pas apporté à tous, tant s'en faut, un mode de vie plus confortable. Il a souvent entraîné au contraire un rythme d'action accéléré, une fièvre de compétition, ce stress émotionnel qui a pu mener à tous les excès compensateurs illusoires : une activité sans frein et une alimentation exagérée, sans compter la consommation d'excitants ou de drogues.

Par quels mécanismes de tels comportements anormaux peuvent-ils perturber notre équilibre fonctionnel ?

Le docteur Hervé Grosgogeat propose une explication scientifique précise qui touche au plus profond des processus chimiques de notre corps : la composition du milieu intérieur, ce liquide dans lequel baignent toutes nos cellules. Cette composition obéit à des règles précises, rigoureuses, essentielles au bon fonctionnement de toutes nos cellules et donc à notre propre survie. L'une de ces règles concerne le taux d'acidité, taux conditionné par l'équilibre entre ses constituants acides ou basiques (alcalins), mesurés par son « pH » qui doit être très voisin de la neutralité, très légèrement alcalin (7,4). Or tous les comportements anormaux, alimentaires, physiques, émotionnels déréglés entraînent une tendance à l'acidification, cause de tous les troubles décrits. Le docteur Hervé Grosgogeat en donne une liste détaillée, en particulier en ce qui concerne nos habitudes alimentaires. Il existe certes des mécanismes tampons, mais ils finissent par être débordés par les effets physiologiques délétères d'une conduite incohérente.

Pour corriger une telle conduite, il ne saurait être question de trouver dans ce livre des recettes toutes faites. Pour rétablir un équilibre physiologique compromis, les prescriptions nécessaires ne peuvent être données que par le médecin nutritionniste qui saura les adapter aux perturbations du mode de vie de chacun.

L'auteur nous invite au contraire à prendre conscience de la gravité de nos manquements dans le judicieux contrôle de notre alimentation, de notre activité physique et de nos réactions émotionnelles.

À tous ceux qui souhaitent conserver ou améliorer leur forme, je recommande très vivement la lecture de ce livre tonique et optimiste, très documenté, précis, rigoureux, accessible à tous car rédigé dans un style simple et clair, livre auquel je souhaite le grand succès qu'il mérite.

Professeur Christian Cabrol

# *Avant-propos*

Le diplôme universitaire des médecines naturelles, enseignement spécialisé destiné aux médecins, a radicalement changé la façon de travailler des médecins. Il a élargi leurs connaissances tout en modifiant leur manière d'interroger et de soigner les patients. Ainsi, plutôt que de chercher à supprimer les symptômes, ils se sont posé la question suivante : « Pourquoi ce patient souffre-t-il ou est-il malade ? » Cette interrogation me renvoie à ce que j'enseigne aux médecins en formation complémentaire : faire retrouver aux patients un équilibre physiologique. C'est après avoir retrouvé un meilleur équilibre interne que nombre d'entre eux ont recouvré la santé.

Certes, il convient d'observer une attitude thérapeutique en utilisant toutes les techniques de médecine hospitalière pour aboutir au rétablissement du patient. Toutefois, la naturothérapie, enseignée dans le cadre du diplôme universitaire des médecines naturelles, va plus loin en privilégiant des soins et des conseils de prévention personnalisés.

C'est précisément dans ce cadre de la prévention et du traitement que le docteur Hervé Grosgogeat situe son ouvrage. Il va même encore plus loin puisqu'il donne des explications qui rapprochent les scientifiques et les spécialistes des médecines complémentaires.

Je remercie le docteur Hervé Grosgogeat d'être devenu l'un des liens privilégiés et indispensables entre « les cliniciens et les scientifiques ». Il a fourni un travail considérable, réalisé avec patience et sérieux.

Puisse ce livre convaincre le plus grand nombre que la vérité ne réside pas dans le choix entre deux extrêmes, mais dans la conjugaison intelligente de leurs complémentarités. Là encore, tout est question d'équilibre.

Docteur Izan Tsou-Ho,
directeur d'enseignement

# *La révolution acide-base*

*« Vous n'êtes ni trop gros, ni trop fatigué,*
*ni trop stressé mais peut-être simplement trop acide. »*

Ce livre est le fruit d'un long travail d'observation clinique et de recherche approfondie sur le rôle de l'acidité dans les processus du vieillissement, du surpoids et des maladies chroniques.

J'ai longtemps réfléchi à l'origine de ces troubles et réalisé qu'il fallait aller chercher la réponse au cœur de l'univers cellulaire et des différents équilibres de notre corps. J'ai constaté qu'il existe des liens étroits entre alimentation, stress, acidité, surpoids, fatigue, maladies chroniques et vieillissement. Ces dysfonctionnements révèlent une anomalie du métabolisme dont l'origine est très souvent un excès d'acidité. Il est aujourd'hui reconnu par les scientifiques et les spécialistes des médecines complémentaires que l'alimentation influence en grande partie un des équilibres fondamentaux de notre corps : l'équilibre acide-base. Ce dernier, tel un médicament, permet de retrouver la santé et d'atténuer les marques du temps.

Chaque jour, mon expérience de médecin nutritionniste me confirme que les aliments ont sur notre organisme des effets aussi puissants qu'un médicament. L'alimentation peut ainsi créer autant de dommages que de bienfaits. Tout est une question de choix et de compensations, deux principes essentiels enseignés par la méthode acide-base.

Au même titre qu'une activité physique et respiratoire bien contrôlée, une bonne gestion de nos émotions a un impact puissant sur les processus de guérison. Les médecines complémentaires considèrent d'ailleurs la prise en charge des émotions comme la clé de toute démarche de soins.

Dans mon approche, la relation entre le corps et l'esprit joue un rôle fondamental. En effet, agir à la fois sur l'alimentation et sur le stress est indispensable pour rétablir un état métabolique optimal. Ce constat m'a poussé vers une approche transversale et plus globale.

L'équilibre acide-base constitue donc le fondement d'une nouvelle approche dans le domaine du bien-être et de la santé : il est notre équilibre optimal.

Dans le cadre de mes recherches, je me suis un jour rendu dans une clinique de médecine naturelle. Après plusieurs rencontres avec les médecins de cet établissement, j'ai compris que leurs théories se basaient sur l'observation. Tous ont insisté sur l'importance de la fonction d'élimination et ont cherché à me démontrer les effets bénéfiques des cures végétales. Intrigué, j'ai entrepris d'enquêter sur leur pouvoir curatif.

### *Le mystère de la cure de raisin*

C'est ainsi que j'ai découvert l'édifiant témoignage de Johanna Brandt. Née en 1876 en Afrique du Sud d'un père pasteur et d'une mère d'origine française, la jeune femme poursuivait des études d'infirmière lorsque éclata la guerre des Boers en 1899 entre troupes anglaises et fermiers sud-africains. Sans hésiter, elle proposa ses services bénévoles pour soigner les blessés. Bientôt, elle déclara souffrir de l'estomac et l'on décela chez elle une tumeur cancéreuse. Elle ne refusa pas de suivre les traitements prescrits par son médecin mais préféra d'abord faire confiance à la cure de jeûne conseillée dans un livre d'Upton Sinclair qu'elle venait de dénicher. Peine perdue, son état ne s'améliorait pas, mais il n'empirait pas. Un jour de 1925, elle décida de se lancer dans une cure à base de raisin, aliment dont elle venait de découvrir les vertus. Et là, miracle : en six semaines, son état s'améliora. Quel fut le rôle exact du raisin dans cette étrange affaire ? Cela, personne ne pouvait pour autant le dire avec certitude.

C'était bien là le problème : ce type d'observation ne s'appuyait sur aucun raisonnement scientifique. Alors que la médecine réclame les preuves de l'efficacité d'un traitement qui seront apportées avec rigueur. Pourtant, il pouvait peut-être y avoir une explication rationnelle… Aussi ai-je décidé de diriger mes recherches vers le raisin, son origine, sa nature, ses vertus, etc. L'avenir m'a donné raison. Selon les tests scientifiques et technologiques les plus récents réalisés sur l'équilibre acide-base, le raisin, lorsqu'il est sec, est défini comme l'aliment le plus alcalinisant de ceux qui ont été étudiés. Il ne me restait plus qu'à faire le rapprochement entre le caractère « hyperalcalinisant » et réparateur du raisin, et le témoignage de Johanna Brandt…

Ainsi, j'ai accordé un intérêt accru aux expériences et constatations des traitements naturels. Plus important, j'ai été définitivement convaincu de la pertinence de la naturothérapie et, plus précisément, de l'équilibre acide-base qu'elle promeut.

## *Mes deux médecines*

> « Chaque patient porte en lui-même son propre médecin. Nous donnons le meilleur de nous-mêmes lorsque nous permettons au médecin qui réside dans chaque malade de se mettre au travail. »
>
> Albert SCHWEITZER

La voie que je vous propose d'emprunter est non seulement le résultat de nombreuses années d'expérience, mais aussi d'une réflexion personnelle sur ce que soigner signifie.

Mon approche de la médecine traditionnelle s'est modifiée petit à petit durant les vingt années où j'ai travaillé dans le service de cardiologie puis à l'Institut du Cœur du groupe hospitalier La Pitié-Salpêtrière. Toutes ces années à observer les dérèglements du rythme cardiaque des malades m'ont appris comment le non-respect des lois de la physiologie, même les plus élémentaires, peut provoquer des accidents cardio-vasculaires parfois fatals. J'ai pu constater combien pouvaient être néfastes pour l'organisme une alimentation trop riche ou un rythme de vie trop stressant. Un constat décisif dans le choix de ma spécialisation en nutrition, en particulier dans le domaine de la prévention des maladies cardio-vasculaires. Mes premières années de pratique m'ont très vite montré les limites des régimes actuels. Il m'a donc fallu trouver une autre voie qui conjugue les savoir-faire des médecines complémentaires et de la médecine classique. Celle-ci a tendance à traiter les symptômes et à s'attaquer aux conséquences d'un dérèglement de l'organisme plutôt qu'à ses causes. Même si nous connaissons de mieux en mieux les origines des maladies, nous avons tendance à privilégier le traitement par la prescription de médicaments, voire l'intervention chirurgicale.

Loin de moi l'idée de remettre en question la légitimité et les bienfaits de ces pratiques, mais les voies menant à la connaissance et à la guérison sont multiples, comme j'ai pu l'expérimenter lors de mes différents voyages.

### *L'Inde, une étape capitale*

Lors d'un périple en Inde, j'ai découvert les liens entre alimentation et santé, qui sont bien connus des médecins traditionnels indiens. Pour la première fois, j'ai pris conscience qu'il y avait d'autres façons de pratiquer la médecine. L'étudiant que j'étais alors a découvert le traitement des maladies par la recherche du bien-être global. Là, sur les bords du Gange, j'ai rencontré des « siddhars », médecins traditionnels tamouls qui jouissent d'une renommée dont on mesure mal l'ampleur en Occident. De modestes paysans parcourent plusieurs centaines de kilomètres pour se confier à leurs mains expertes. Leur méthode pour venir à bout des maladies chroniques ? Des plantes, des minéraux et la pratique du jeûne. Ni piqûre, ni médicament, ni intervention chirurgicale. Ils soignent et guérissent par la nutrition et la modification du mode de vie. Premier voyage, première révélation…

### *Découverte d'un étrange phénomène en Haïti*

Quelques années plus tard, toujours en quête d'informations sur les méthodes de guérison, j'ai rendu visite à un jeune cardiologue, élève de mon père, qui vit en Haïti. Ses patients sont des paysans locaux ainsi que des militaires américains basés sur l'île depuis quelques années. Dès mon arrivée, il m'a révélé un étrange phénomène : « Les paysans haïtiens viennent me consulter pour des affections qui leur étaient jusqu'alors inconnues : diabète, problèmes cardio-vasculaires, prise de poids excessive. En revanche, je constate que les militaires américains se félicitent de l'amélioration de leur état général depuis leur arrivée à Port-au-Prince. Leurs analyses sanguines n'ont jamais été aussi bonnes et ils se sentent plus en forme, plus légers. »

Que s'était-il donc passé ? Depuis l'arrivée des soldats américains, deux cultures alimentaires s'étaient rencontrées. Ne trouvant plus leurs denrées habituelles telles que les céréales raffinées, les soldats ont adopté la nourriture locale. En revanche, à l'affût d'un nouveau marché, les commerçants haïtiens se sont lancés dans la production et l'importation de denrées typiquement nord-américaines et, séduits par ces nouveaux produits, les modes de consommation des habitants de l'île ont changé. Ainsi, l'adoption croisée des deux cultures alimentaires a été bénéfique pour les uns et néfaste pour les autres. Cet épisode venait conforter mes thèses sur les liens entre alimentation et santé.

De retour à mon cabinet parisien, j'ai pris l'habitude de noter scrupuleusement le schéma alimentaire de mes patients et j'ai constaté une amélioration systématique de leur état de santé dès qu'ils suivaient mes conseils. À la lumière de ce constat, j'ai fini par trouver le dénominateur commun à la plupart des affections auxquelles j'étais confronté : l'*acidité*.

Cette acidité agit comme une sorte de toxique qui s'accumule dans l'organisme et affecte petit à petit les organes vitaux. Elle accélère le vieillissement, favorise la surcharge pondérale et les maladies chroniques tout en affectant le moral et le psychisme du patient.

### *Comment cette découverte s'est-elle imposée à moi ?*

En plus de mes lectures et des conférences auxquelles j'assistais, la bibliothèque de la Hale Clinic de Londres, inaugurée par le prince Charles en 1988, a été ma principale source d'informations. Reconnue dans le monde entier, cette clinique associe médecine traditionnelle et médecines complémentaires. Son programme inclut à la fois des soins qui remontent à plus de trois millénaires et des méthodes à la pointe de la technologie médicale.

À ces recherches se sont ajoutés d'autres voyages car je souhaitais absolument confirmer mes hypothèses en rencontrant d'autres médecins proches des médecines naturelles. C'est ainsi que je me suis rendu en Espagne, à la Clinique Büchinger, et aux États-Unis, à l'Institut de santé naturelle Hippocrate. Lors de ces déplacements, j'ai eu le bonheur de rencontrer des médecins passionnés par l'influence de l'environnement sur les maladies.

L'approche émotionnelle occupe une grande place dans leurs traitements naturels basés sur l'alimentation et l'élimination des toxines. Les patients qui fréquentent ces centres spécialisés y reviennent chaque année et font partager leur conviction pour les médecines naturelles à leur famille et à leurs amis. Il faut bien dire que ce mode de vie les dynamise et qu'ils ne paraissent pas leur âge biologique. Tout cela m'encouragea à proposer à mes patients un traitement « holistique », c'est-à-dire intégrant les trois éléments essentiels que sont le corps, l'esprit et les émotions, avec pour socle fondamental l'équilibre acide-base.

Cet ouvrage est le fruit de plus de sept années de recherches multidisciplinaires fondées sur une longue expérience de médecin nutritionniste. L'approche nouvelle que je préconise, la *méthode acide-base*, présente le double avantage d'être simple et efficace. Il s'agit d'un véritable plan d'action pour atteindre un équilibre optimal et recouvrer la santé. Dans cet ouvrage, je vous conseillerai sur les aliments à privilégier, sur leur association et leur complémentarité. Je vous accompagnerai dans la recherche d'une relaxation et d'une oxygénation efficaces.

N'est-il pas motivant de découvrir que prévenir certaines maladies, atteindre le bien-être et trouver son poids idéal n'exigent, finalement, que peu d'efforts ? Ma méthode ne vous oblige pas à renoncer à la gourmandise ni à vous priver d'aliments savoureux. Pas plus qu'elle ne vous impose un programme alimentaire compliqué et fastidieux. Sa seule ambition est de vous apprendre à mesurer l'importance de vos repas, à gérer vos émotions tout en vous aidant à prendre conscience des effets désastreux pour votre santé d'une mauvaise alimentation.

La méthode acide-base (MAB) est à la fois un programme alimentaire à la portée de chacun, une approche émotionnelle et un outil de prévention des maladies. Si vous la suivez sérieusement, vous constaterez par vous-même ses effets bénéfiques : prévention et traitement des affections chroniques, renforcement du système immunitaire, énergie retrouvée et sentiment de plénitude.

Mon approche nutritionnelle repose sur le respect d'un subtil équilibre entre liberté et compensation, entre aliments acidifiants et aliments alcalinisants. Aucun groupe d'aliments n'est éliminé car le corps a besoin des nutriments que sont les glucides, les protéines et les lipides. Les glucides, qui se trouvent dans les aliments sucrés, fournissent l'énergie. Les protéines, d'origine animale ou végétale, servent à la croissance des tissus et à leur entretien. Les lipides, ou graisses, apportent les acides gras essentiels qui stimulent la croissance, favorisent la réparation et l'assimilation par l'organisme de certaines vitamines. Dans cette méthode, la proportion adéquate de fruits et de légumes, et la supplémentation en compléments alcalinisants sont essentielles. La qualité de l'alimentation est en effet un point capital. Je me propose de vous faire découvrir toutes les vertus thérapeutiques et gustatives des aliments alcalinisants. Ce dernier point me semble primordial, les repas étant des moments privilégiés de convivialité qu'il faut préserver. Ils doivent rester aussi l'occasion de nombreuses découvertes gourmandes. Aussi, mon approche nutritionnelle place sur un même plan la valeur curative des aliments et leur attrait gastronomique.

Cet ouvrage n'est pas un livre de régime de plus, mais un témoignage sur la puissance de l'équilibre acide-base qui est lié à notre alimentation et à notre environnement. En ce sens, notre sujet est la chimie intime de notre organisme et la biotechnologie du XXIe siècle. J'ai voulu expliquer à tous, et de la manière la plus accessible possible, les mécanismes de cet équilibre profond et les conséquences de son dérèglement. J'ai été guidé par l'intime conviction que la compréhension de l'équilibre acide-base rejoint l'essence même de ce que nous voulons tous : un accès à la connaissance pour une qualité de vie optimale. Chacun de vous peut ainsi s'approprier ces connaissances et passer à l'action.

PREMIÈRE PARTIE

# L'état métabolique optimal

## *Votre santé est le reflet d'un équilibre global du corps et de l'esprit*

Tous, nous rêvons d'être en bonne santé, de vivre le plus longtemps possible et en pleine forme, d'être bien dans notre corps et dans notre tête. Est-ce une utopie ou une faveur accordée à quelques privilégiés ? Si vous avez commencé à lire ce livre, c'est que vous n'avez peut-être pas encore trouvé la réponse. Pourtant, à certains moments de votre vie, vous avez sans doute éprouvé la sensation d'être bien, d'être plein d'énergie tant physiquement qu'intellectuellement.

Vous ouvrez les yeux juste avant que le réveil ne sonne, serein, vif et plein d'entrain. Vous arrivez au bureau en avance. Vous épatez vos collègues par votre vivacité d'esprit et votre capacité à résoudre les dossiers les plus épineux. Aux repas, vous savourez chaque plat, vous appréciez ces moments qui ponctuent votre journée. Vous optez naturellement pour des aliments qui préservent votre santé et retardent votre vieillissement. Vous êtes infatigable, rien ne peut altérer votre énergie. Vous êtes dans un état de calme intérieur.

Vous vous sentez « sur un nuage ».

Cet état de plénitude n'est pas une vue de l'esprit, il est le reflet du fonctionnement de votre organisme à un niveau optimal. L'air que vous respirez, la pratique harmonieuse d'activités physiques, le stress qui n'a pas de prise sur vous, les aliments naturels qui calment votre faim à sa juste satiété apportant à la plus petite des entités de votre corps, la cellule, les conditions parfaites d'un bon fonctionnement. Vous êtes en parfaite harmonie avec vous-même et votre environnement.

Je suis persuadé que c'est un état que vous rencontrez lorsque vous vivez des instants de bonheur tels qu'une rencontre amoureuse ou une naissance, ou bien tout simplement après une grande promenade dans la campagne, un beau jour de printemps.

## Un état mystérieux qui vous apaise et vous ressource

Dans cet état, vous pouvez vous détendre. La respiration s'apaise et devient régulière... Vous vous endormez rapidement, dès que la lumière est éteinte, et vous vous réveillez en pleine forme, avec énergie et vitalité.

Votre esprit est redevenu créatif, vous trouvez des solutions à des situations qui jusqu'à présent vous semblaient inextricables.

Vous prenez un moment, en fin de journée ou en fin de semaine, pour vous occuper de vous, et vous profitez de périodes de calme au cours desquelles vous vous relaxez.

C'est un état dans lequel l'esprit et le corps sont étroitement reliés. Vous êtes en mesure d'écouter les signaux que ce dernier vous envoie et d'y répondre avec attention et bienveillance.

Lorsque vous ne tenez pas compte des besoins de votre organisme, le déséquilibre s'amorce, vous êtes fatigué et ne contrôlez plus votre alimentation. Le conflit entre besoins physiques et besoins émotionnels s'installe, et l'équilibre optimal est rompu. Ces dysfonctionnements sont à l'origine de nombreuses maladies, comme j'ai pu le constater au cours de ma carrière.

## Comment atteindre cet équilibre optimal ?

L'équilibre que je décris est la conséquence d'une attitude consciente et responsable vis-à-vis de notre santé.

Les médecins spécialisés en médecines naturelles et complémentaires cherchent à vous faire atteindre cet état en utilisant des méthodes qu'ils intègrent à la médecine conventionnelle. Il s'agit de techniques telles que la relaxation profonde, les exercices respiratoires, la visualisation et les massages. Des exercices physiques viennent compléter ces techniques. Toutefois aucune de ces interventions ne permet d'atteindre ce bien-être et de s'y maintenir assez longtemps sans la maîtrise de l'équilibre acide-base. Celui-ci mise sur la nutrition, élément fondamental de notre santé.

## L'équilibre optimal offre des avantages considérables

L'alimentation constitue la pierre angulaire de notre bien-être et de notre santé. Grâce à une approche nutritionnelle respectant l'équilibre acide-base, vous accéderez à nouveau à vos propres ressources d'énergie, vous serez moins sujet au stress, aux allergies et aux maladies chroniques. Le maintien de l'harmonie entre les acides et les bases aura un impact positif sur tout ce qui est important dans votre vie, comme la longévité, la forme physique et la santé émotionnelle.

Les bénéfices de cet équilibre vont au-delà de la perte de poids et de la prévention du vieillissement. La méthode acide-base vous procure une bonne protection contre les maladies cardio-vasculaires et la surcharge pondérale. Vous perdez du poids naturellement et vous vous sentez en meilleure forme physique. Vous combinez la sagesse diététique de la naturothérapie, médecine complémentaire, avec tous les avantages de la médecine moderne conventionnelle. Vous profitez ainsi du meilleur de chacun des deux mondes et optimisez la liaison corps-esprit.

Dans l'état d'équilibre optimal acide-base, vous ressentez très vite un bien-être intérieur qui vous permet de prendre du recul et de gérer les chocs émotionnels. Votre capacité de concentration s'améliore et votre fatigue intellectuelle s'estompe. Vous paraissez beaucoup plus jeune et vivez comme si vous l'étiez.

## Atteindre l'équilibre

L'univers semble fonctionner en cherchant sans cesse à rétablir l'équilibre entre éléments opposés. Ce maintien d'un état de stabilité relative, appelée homéostasie, s'observe dans de nombreuses situations : jour et nuit, chaud et froid, coopération et compétition, guerre et paix... Le corps humain n'échappe pas à la règle, il n'en est qu'un microcosme. Dans cette constante recherche d'harmonie, l'équilibre entre acides et bases relève du même phénomène.

En effet, la vie est comme un fil tendu au-dessus d'un fleuve, sur lequel nous avançons pas à pas, en prenant garde de ne pas trop nous pencher ni d'un côté ni de l'autre. Activité professionnelle et vie familiale, travail et temps libre, sédentarité et activité physique, diététique et mauvaise alimentation, obligations et loisirs, droits et devoirs, recettes et dépenses : chacun d'entre nous lutte chaque jour pour tout concilier et parvenir à conserver une vie harmonieuse. Parfois, un petit coup de pouce s'avère indispensable pour avancer sans trébucher dangereusement…

Atteindre durablement cet équilibre idéal est sans doute utopique. Néanmoins, tenter de s'en rapprocher est à la portée de tous. Les initiatives qui vont dans ce sens sont la garantie de notre bonne santé.

## Les grands fondements de l'équilibre optimal acide-base

FONDEMENT N° 1

*La régulation de l'équilibre acide-base est une clé de voûte de la santé.*

Le déséquilibre acide-base favorise donc le développement de maladies chroniques.

La méthode acide-base et sa supplémentation en compléments nutritionnels alcalinisants ont pour objectif de rééquilibrer votre métabolisme afin de créer un milieu favorable à l'amélioration de votre santé.

En prenant soin du corps, on influence l'esprit et réciproquement. Aujourd'hui, nous savons qu'il est nécessaire d'agir sur la santé émotionnelle pour atteindre l'équilibre optimal acide-base.

FONDEMENT N° 2

*L'hyperacidité intoxique l'organisme en profondeur.*

L'équilibre acide-base affecte directement chaque cellule de notre corps où les réactions métaboliques ne se déroulent que dans un milieu à pH légèrement alcalin.

FONDEMENT N° 3

*Une bonne gestion alimentaire de l'équilibre acide-base permet d'agir sur l'insuline, hormone responsable du stockage des graisses.*

Les aliments alcalinisants respectent l'équilibre glycémique.

FONDEMENT N° 4

*Préserver les organes d'élimination et l'équilibre intestinal est un préambule indispensable à un bon équilibre acide-base.*

Être en bonne santé signifie que reins, poumons, foie, intestin et peau sont capables d'éliminer les déchets du métabolisme, dont les résidus acides.

FONDEMENT N° 5

*Le stress et le mode de vie moderne acidifient notre organisme.*

Le surmenage, les troubles du sommeil, les repas pris à la va-vite (et composés en grande partie de sucres raffinés), le tabac, la pollution sont autant de facteurs générateurs de stress et d'anxiété, donc d'acidité.

La méthode acide-base régule la sécrétion de cortisol, l'hormone du stress.

FONDEMENT N° 6

*L'hyperacidité accélère le vieillissement.*

Une alimentation acidifiante entraîne à la longue des atteintes osseuses, articulaires, cardio-vasculaires et cutanées qui se traduisent par un vieillissement prématuré.

FONDEMENT N° 7

*L'exercice physique est primordial.*

Le niveau d'acidité de notre organisme dépend de la production des acides mais aussi de leur élimination par les principaux émonctoires. Le rôle des poumons est donc capital, de même que celui de la peau. L'élimination de l'acidité passe par des exercices respiratoires et physiques réguliers qui améliorent l'activité des poumons et favorisent la sudation.

FONDEMENT N° 8

*L'alimentation alcalinisante est un des principes de la méthode acide-base.*

Elle s'appuie sur des aliments stars – fruits et légumes alcalinisants – et des compléments nutritionnels qui reminéralisent et rééquilibrent l'organisme.

# *La révolution scientifique de l'équilibre acide-base*

Longtemps utilisée par les naturothérapeutes, la notion d'équilibre acide-base est devenue un nouveau centre d'intérêt pour les milieux scientifiques. Elle a récemment fait l'objet de plusieurs publications dans des revues aussi prestigieuses que *The American Journal of Clinical Nutrition, The American Journal of Physiology, Journal of Biological Chemistry* ou encore *European Journal of Nutrition.* De plus en plus d'ouvrages consacrés au principe de l'*Acid-Base Balance*, parus en Angleterre, en Allemagne et aux États-Unis, attestent des bienfaits de la prise en compte de cet équilibre dans le traitement des affections chroniques, des douleurs, de la fatigue, du surpoids et du vieillissement prématuré.

Les recherches sur l'équilibre acide-base représentent une avancée majeure dans le domaine de la nutrition. C'est donc grâce à elles que sont apparues de nouvelles méthodes de diagnostic et de traitement de l'état d'acidose. Celles-ci ont fait avancer les connaissances sur les mécanismes intimes des maladies liées au déséquilibre acide-base.

Grâce à une « technologie » nutritionnelle de pointe, vous pourrez définir le potentiel acidifiant des aliments. Cet outil est l'échelle du PRAL (*Potential Renal Acid Load*, p. 149).

Il est aussi possible de déterminer le degré d'acidité de votre organisme grâce à un autre outil moderne de diagnostic : l'excrétion nette acide (ENA, p. 149).

## La troisième voie, une nouvelle médecine pour le XXI^e^ siècle

La révolution scientifique de l'équilibre acide-base s'inscrit dans un mouvement général qui touche la façon d'appréhender la médecine. Celle-ci s'est effectivement modernisée grâce à des nouvelles techniques sophistiquées. Mais les organismes internationaux ont pris conscience du besoin formulé par les patients, d'une « autre écoute » et d'« autres soins. ». Il s'agit ainsi de privilégier la qualité du contact humain, élément fondamental du réveil d'un potentiel de guérison présent en chacun de nous.

Une étude réalisée par l'OMS[1] montre que les médecines alternatives et complémentaires représentent 80 % des médecines dans le monde. Elle les définit comme « un ensemble de pratiques où les patients sont considérés dans leur globalité, au sein de leur contexte écologique[2] ». Ces médecines considèrent que la maladie est avant tout le résultat d'un déséquilibre entre une personne et son environnement, même si elles n'oublient pas que la maladie est également causée par des agents pathogènes extérieurs ou des dispositions propres au sujet.

1. Jonas W.B., « Researching alternative medicine », *Nature Medecine*, 1997, 3, p. 824-882.
2. Organisation mondiale de la santé, *Traditional Medecine*, Washington DC, MHO Publications, 1978.

Cette approche globale prend en considération les différentes dimensions de l'être humain : le physique, les émotions, les facultés intellectuelles et spirituelles.

## La méthode acide-base : une approche complète pour atteindre l'équilibre optimal

Quel est, selon vous, le rôle du nutritionniste ? Un grand nombre d'entre vous répondra que c'est le médecin qui vous aide à lutter efficacement contre une surcharge pondérale. C'est oublier que celle-ci n'est qu'une des conséquences de troubles plus importants... Le nutritionniste ne vise pas simplement la satisfaction de nos besoins fondamentaux en éléments nutritifs. Il doit également permettre d'atteindre un état métabolique optimal pour prévenir et réduire les risques de maladies. Déterminer la cause pour mieux combattre les effets, c'est ainsi que je conçois mon métier.

J'ai orienté mes investigations en allant au cœur du métabolisme et des différents équilibres de notre corps. Finalement, j'ai abouti à la conclusion que la méthode acide-base est l'intervention thérapeutique naturelle la plus efficace contre les affections chroniques et le vieillissement prématuré.

Cette approche associe les techniques de la médecine classique (première voie) à celles des médecines complémentaires (deuxième voie) pour tracer une troisième voie novatrice, préventive et curative. Il ne s'agit pas d'un énième régime : la méthode acide-base est un style de vie. Cet équilibre n'est pas un simple concept philosophique, il peut être mesuré à partir de tests achetés en pharmacie et d'examens biologiques pratiqués en laboratoire.

## Les principes

C'est une méthode transversale qui réconcilie la science et la nature pour créer une approche thérapeutique qui prend en compte l'effet des aliments sur la santé. La stratégie nutritionnelle de la méthode acide-base est une philosophie du « bien manger pour bien vivre », qui n'exclut pas les plaisirs d'une nourriture savoureuse. Son principe vous permet d'équilibrer au mieux vos repas sans abandonner vos plats préférés. Cette approche globale intègre des notions essentielles de nutrition, de naturothérapie et prend en compte l'équilibre émotionnel. La méthode acide-base respecte cinq équilibres nutritionnels : l'équilibre acide-base, l'équilibre glycémique, l'équilibre des acides gras, l'équilibre des minéraux et l'équilibre hydrique.

## Les bénéfices

La méthode acide-base vise l'atteinte de l'équilibre optimal. Elle va bien au-delà de la mise en place d'une stratégie contre les kilos superflus. Bien que la perte de poids soit l'un des bénéfices importants du retour à l'équilibre acide-base, la méthode est aussi un moyen de prévenir les risques cardio-vasculaires et les maladies chroniques.

Mon expérience m'a permis de constater que ceux qui suivent correctement la méthode acide-base jouissent en général d'une bonne santé. Ils possèdent de meilleures ressources d'énergie. Les mauvaises habitudes alimentaires et les pensées négatives s'estompent, et ils envisagent la vie plus sereinement. Contrairement à la majorité des régimes minceur qui se soldent souvent par une mine défaite, des traits tirés, un visage terne et une fatigue physique, la méthode acide-base est une source de bien-être.

C'est une méthode qui plaide pour l'harmonie des équilibres internes et pour une meilleure relation entre notre corps et notre esprit.

## Les aliments de la méthode acide-base

Les aliments de la MAB ont tout pour séduire. Tout en favorisant un amincissement significatif, ils combattent le relâchement cutané, l'apparition des rides et la naissance de multiples maladies. À l'opposé, les aliments que la méthode recommande de modérer accélèrent le processus du vieillissement, augmentent la fatigue mentale et provoquent un surpoids car ils interfèrent avec le métabolisme. Ce programme vous fera adopter des choix alimentaires judicieux lorsque vous ferez vos courses ou lorsque vous dînerez au restaurant. *Progressivement, vous apprendrez à « raisonner acide-base » de manière automatique.*

Le maintien de cette balance harmonieuse, grâce à un judicieux système de compensation entre éléments acides et alcalins, permet de rééquilibrer votre métabolisme.

La compensation de l'acidité est l'élément clé du succès de cette méthode. Son but est de vous aider à lutter contre les affections chroniques en se référant à une découverte scientifique : l'*acidose métabolique latente* ou acidité silencieuse. À tout âge, il est possible de corriger ses mauvaises habitudes et de retrouver le chemin d'une vie saine et

## La méthode acide-base en quelques mots

Les meilleurs ingrédients pour maintenir une balance équilibrée entre les acides et les bases sont :
• une formule de rééquilibrage nutritionnel 70/30 (70 % aliments alcalinisants pour 30 % d'aliments acidifiants) ;
• un apport en compléments alimentaires reminéralisants et antioxydants ;
• une haute teneur en fibres ;
• un équilibre glycémique ;
• une hydratation ajustée aux besoins de l'équilibre acide-base ;
• une gestion du stress qui tient compte de l'équilibre du taux de cortisol.

épanouie. Ces approches réunies correspondent à ce que j'appelle le « style de vie acide-base ». Il convient d'ajouter à cette combinaison des exercices physiques spécifiques et un entraînement à la réduction du stress, à l'instar d'Anne et de Colette, deux de mes patientes, qui ont retrouvé l'espoir en suivant la MAB avec succès.

**Anne et Colette, deux guérisons exemplaires**

Anne et Colette sont deux de mes patientes. Toutes les deux souffraient d'une acidose latente liée à une mauvaise alimentation et à un stress assez intense. Leurs histoires respectives illustrent parfaitement les dangers d'une trop forte acidité dans l'organisme. Et les qualités curatives de la méthode acide-base.

***La métamorphose d'Anne***

La première fois qu'Anne est venue me voir, elle avait 35 ans et semblait loin de penser qu'il s'agissait du plus bel âge de la vie. Depuis quinze ans, elle était en guerre. Elle avait commencé son premier régime pour se délester de 6 kilos superflus alors qu'elle sortait à peine de l'adolescence. Elle consacra les années suivantes à jouer au Yo-Yo avec son poids, à tel point que sa garde-robe se déclinait en trois tailles. Après beaucoup de temps (et d'argent) dilapidé entre les consultations diététiques et les programmes amincissants, son combat semblait définitivement perdu.

Anne était au bord du désespoir. Et sa surcharge pondérale s'accompagnait de symptômes non moins éprouvants : migraines, crampes, troubles digestifs, irritations cutanées, pertes d'énergie et de mémoire…

Anne ne trouvait aucune réponse à son problème, ni auprès des psychologues ni auprès des spécialistes du comportement alimentaire qu'elle avait pu consulter. Le diagnostic était chaque fois identique : « Vos tests sont normaux, vous n'avez aucune maladie, vous êtes trop stressée, voilà tout. » En quoi l'énoncé de ce diagnostic pouvait-il l'aider à résoudre ses problèmes ?

Désabusée, découragée, dépitée, c'est ainsi que je trouvai Anne quand elle poussa la porte de mon cabinet.

Je lui ai demandé de me raconter avec précision ses activités quotidiennes et de me parler de ses habitudes alimentaires. Après un questionnaire et un bilan urinaire, j'ai constaté qu'Anne était tout simplement en complet déséquilibre acide-base. J'ai commencé par lui prescrire une phase de détoxination au cours de laquelle elle devait accompagner ses repas d'élixirs de plantes. Cette cure de drainage a eu pour effet de faire disparaître ses migraines et lui a permis de perdre quelques kilos. Je lui ai ensuite proposé une stratégie nutritionnelle spécifique afin de traiter ses nombreux symptômes. Elle devait supprimer momentanément les protéines animales et les remplacer par des protéines végétales. Il fallait augmenter sa consommation de fruits et légumes riches en minéraux et y associer des compléments alcalinisants afin de prévenir ses crampes. Je lui ai conseillé des aliments riches en acides gras oméga-3 pour atténuer sa tendance dépressive. Pour ses problèmes de peau, je lui ai recommandé d'éviter les graisses saturées et les produits laitiers. Les phases suivantes lui ont permis de poursuivre le traitement par une alimentation plus diversifiée, composée de menus alcalinisants adaptés à ses goûts pour atteindre progressivement la phase de maintenance, et faire de la règle des 70/30 un véritable réflexe. Elle a appris à composer ses menus en compensant tout écart par des aliments alcalinisants.

Malgré les réactions de son entourage et les sirènes de la tentation, elle a persisté, encouragée par les résultats. Anne se sent aujourd'hui mieux qu'elle n'a jamais été. Elle a atteint son poids idéal et le maintient.

*Le rajeunissement de Colette*

Changer son alimentation et modifier son hygiène de vie aident à gérer des maladies chroniques courantes, telles que le stress, l'anxiété et le diabète de type 2. Ce que fit Colette en est un bon exemple.

À 41 ans, Colette est une mère de famille de quatre enfants qui a passé une bonne partie de sa vie à tenter de gérer ses problèmes de poids en se privant régulièrement de nourriture. Rude tâche en vérité, car elle était piégée entre les petits plats maison qu'elle confectionnait pour les siens et les repas de famille copieux chez ses parents. Longtemps, elle s'était habituée à vivre avec une dizaine de kilos en trop, tout en parvenant à maintenir un poids acceptable à ses yeux.

Tout a changé à la suite d'un divorce difficile. Confrontée à cette nouvelle situation, elle s'est jetée sur la nourriture. Le résultat ne s'est pas fait attendre : sa taille s'est élargie de manière alarmante. Elle s'est alors lancée dans toutes sortes de régimes, qui se révélèrent catastrophiques : elle finit par atteindre un poids de 93 kilos pour 1,65 m. De plus, Colette était devenue résistante à l'insuline, état qui précède le diabète et rend très sensible aux aliments à forte teneur en sucres.

Outre une silhouette qu'elle jugeait déprimante, Colette avait de plus en plus de mal à sortir. Sa joie de vivre semblait s'être définitivement envolée ; elle voyait la vie en noir et culpabilisait. Obsédée par sa balance, Colette sombrait dans la dépression.

Venue en consultation pour traiter son problème de poids, je lui ai proposé la méthode acide-base. Dans un premier temps, je lui ai exposé les raisons physiologiques de son déséquilibre alimentaire, ce qui a permis d'amorcer tous les changements nécessaires à son équilibre émotionnel.

Je lui ai aussi expliqué que manger était un plaisir qui pouvait dans certains cas être lié au besoin profond de compenser une insatisfaction, plaisir dont elle était probablement devenue dépendante. Colette devait être à l'écoute de ses émotions afin de ne plus se servir de la nourriture comme d'une drogue pour s'anesthésier. Motivée, elle a très vite appris à faire la différence entre les aliments alcalinisants et les aliments acidifiants, et à faire attention aux index glycémiques. Quelle surprise d'apprendre qu'elle pouvait continuer à apprécier un verre de vin en mangeant ! Ne pouvant se passer de pain, elle avait la possibilité de remplacer le pain blanc par du pain intégral dont l'index glycémique est plus bas.

Colette a pu suivre pour la première fois un régime alimentaire basé sur une méthode privilégiant la compensation, à la différence de ses anciens régimes intenables qui tenaient essentiellement compte du nombre de calories.

Deux mois plus tard, grâce à ses nouveaux choix alimentaires Colette a retrouvé son poids de forme, son teint a repris de l'éclat et elle s'est sentie suffisamment dynamique pour reprendre une activité physique, légère au début, soit une heure de marche quotidienne couplée à une séance de respiration profonde. Puis, ayant retrouvé davantage de confiance en elle, elle a pu réaliser un vieux rêve en intégrant un cours de chant et faire vibrer sa voix à l'unisson du groupe.

Aujourd'hui, Colette a fait de la méthode acide-base son mode de vie. Avec la satisfaction d'une femme qui a troqué ses trente kilos superflus contre une énergie et un bien-être qu'elle croyait à jamais perdus. Elle qui était déprimée a retrouvé la gaieté. Tout en ayant appris à gérer ses émotions et à faire face à la vie avec sérénité.

La voix et le corps sont intimement liés. Basée sur le souffle, la pratique du chant, originale et ludique, a une action positive sur le stress grâce à la relaxation qu'elle induit.
Le chant et les multiples activités qu'elle a entreprises lui ont permis de mieux faire face aux changements survenus dans sa vie. La marche, la respiration consciente, la relaxation profonde l'ont aidée à mieux gérer ses émotions.

# *Les clés du succès de la méthode acide-base*

## Associer les fruits et légumes alcalinisants à une supplémentation en citrates alcalins

Manger des fruits et des légumes de couleurs variées avec une formule équilibrée en protéines, glucides et lipides à chaque repas constitue un point essentiel de la méthode. Ces aliments agissent contre les maladies cardio-vasculaires, protègent de l'hypertension, des maladies chroniques et de l'ostéoporose.

Un autre élément de base de notre approche nutritionnelle est la supplémentation en compléments reminéralisants. Cette formule nutritionnelle alcalinise l'organisme et le reminéralise grâce à sa haute teneur en minéraux, que sont notamment le potassium, le magnésium et le calcium.

Ils sont parfois associés à des antioxydants (bêtacarotène, vitamines E et C) qui permettent de lutter contre les effets de la pollution et contre le vieillissement prématuré.

Une étude de l'institut Demoscope réalisée en Suisse en novembre 2005, auprès de deux cents pharmaciens montre que les douleurs musculaires et articulaires, l'hyperacidité lors de la pratique du sport intensif, les maux de tête, les migraines et certains problèmes cutanés sont soulagés par la supplémentation en produits alcalinisants. Il est donc recommandé d'associer ces compléments à un apport adéquat en fruits et légumes tel que celui préconisé par la méthode acide-base.

## Opter pour les meilleurs glucides

Nous l'avons dit, les meilleures sources de glucides sont les fruits et légumes, aliments sains non transformés. Leur bonne teneur en vitamines et minéraux est indéniable. Ils respectent l'équilibre glycémique et leur richesse en fibres favorise un bon transit intestinal. Les céréales, toutes les préparations à base de farine consommées en excès laissent dans l'organisme des résidus acides, justifiant leur association avec des aliments alcalinisants.

## Choisir les bonnes protéines

La MAB privilégie les végétaux les plus riches en protéines tels que les légumineuses et le soja, les poissons à haute teneur en acides gras et les viandes maigres.

Elle conseille la réduction des apports en viande rouge et une consommation modérée de produits laitiers, acidifiants et riches en graisses saturées.

## Consommer plus d'oméga-3

La méthode acide-base préconise d'augmenter les apports en oméga-3. Ces acides gras essentiels ont le mérite de diminuer le taux sanguin de triglycérides. C'est un moyen efficace de réduire l'incidence de la maladie coronarienne et de rétablir l'équilibre émotionnel. On en trouve principalement dans les poissons gras comme le saumon, le maquereau, les sardines, le hareng, etc. Les huiles de colza et de noix constituent, elles aussi, de bonnes sources d'oméga-3.

## Accepter les alliés surprises

Noix, graines de sésame et amandes recèlent un contenu nutritionnel fort appréciable. Elles sont riches en protéines, en vitamine E (l'un des antioxydants les plus puissants) et en « bonnes graisses » qui réduisent le taux de mauvais cholestérol. Dans une étude publiée dans le *British Medical Journal*[1], il a été démontré que la consommation de noix plusieurs fois par semaine diminue le risque de maladie coronarienne. Consommés en quantités judicieuses, ces fruits secs oléagineux n'entraîneront pas de prise de poids.

## Modérer les portions et planifier les repas

La quantité totale de calories absorbées dans la journée est un facteur déterminant de la longévité. Nombreux sont les centenaires qui consomment peu de calories. Manger avec modération, plaisir, conscience et régularité, consommer des petites portions, c'est adopter une stratégie d'alimentation préventive.

1. Hu, F. B. *et al.*, « Frequent nut consumption and risk of coronary heart disease in women : prospective cohort study », *British Medical Journal*, n° 317 (7169), 1998, p. 1341-1345.

De même, réguler ses horaires de repas, sans trop les espacer, évite les pertes de contrôle alimentaire.

## Privilégier l'hydratation

En buvant quotidiennement deux litres d'une eau riche en bicarbonates alcalinisants.

## Réduire le sel et favoriser les épices

Il est nécessaire de contrôler vos apports en sel. Nous mangeons trop salé et les conséquences sur la santé sont particulièrement néfastes. Qu'on y songe : le sel élève la pression artérielle ainsi que les risques d'ostéoporose, de calculs rénaux, d'asthme et de maladies cardio-vasculaires.

Les épices au contraire apportent un goût supplémentaire aux aliments et permettent d'éviter l'ajout de sel. Le curcuma, la cannelle et le clou de girofle, par exemple, sont également riches en antioxydants et donc protecteurs à double titre.

## Soigner la cuisson

Certaines cuissons à haute température nuisent à la santé. Les grillades et les fritures contiennent non seulement des substances cancérigènes, mais aussi des substances toxiques. La méthode acide-base recommande de privilégier les cuissons à basse température qui permettent de conserver les éléments protecteurs des aliments : au-delà de 110 °C, la plupart des vitamines sont détruites.

## Se relaxer

La relaxation profonde est nécessaire pour abaisser le taux de cortisol, l'hormone du stress. Un taux trop élevé est un facteur de vieillissement, de perte de contrôle alimentaire et de risque élevé de maladies chroniques. La méthode acide-base, dans sa recherche de parfaite harmonie, tient compte de l'équilibre des trois corps : corps physique, corps psychique et corps émotionnel. Le ressenti émotionnel conditionne nos réactions face aux situations quotidiennes les plus simples. Il nous fait réagir de manière adaptée ou inadaptée aux événements et influence ainsi directement notre comportement.

## Respirer et s'oxygéner

La respiration prend un relief particulier dans la méthode acide-base, et ce, à plusieurs titres. D'une part, elle est essentielle au drainage et à l'élimination des acides. D'autre part, les exercices respiratoires jouent un rôle relaxant reconnu Ainsi, le yoga millénaire ou le qi gong de tradition chinoise comptent parmi les techniques qui ont fait leurs preuves.

## Contrôler la qualité du sommeil

La méthode acide-base attache une grande importance à la gestion des troubles du sommeil. Elle aide à rétablir durablement les rythmes biologiques souvent malmenés par un mode de vie artificiel. En effet, le manque chronique de sommeil ou le sommeil de mauvaise qualité constituent un des facteurs de risque de maladies cardio-vasculaires. En outre, l'insomnie aggrave le stress, une des principales causes de l'accélération du vieillissement.

## Enrichir les liens aux autres

Le lien aux autres est essentiel dans la méthode acide-base. Les relations humaines constituent un élément fondamental de stabilisation de l'humeur. Rencontrer des gens, communiquer ses propres expériences de vie et recevoir celles des autres sont des actions aux effets puissants. On dit souvent que la solitude est la mère des maladies. Il existe mille manières d'entrer en contact avec les autres qui peuvent aller bien au-delà de la simple discussion. C'est le cas, par exemple, des groupes de prise de parole en public qui tendent à se répandre en France. Communiquer, c'est exister, donner, recevoir et se sentir soulagé en retour.

## Vivre intensément des situations variées

Les pensées négatives sont génératrices de stress. Se consacrer à une activité passionnante et multiplier les expériences sont d'excellents régulateurs de notre humeur. La confrontation positive aux aléas de la vie permet de relativiser les situations et de mieux franchir les obstacles susceptibles de se présenter sur notre route. En cas de maladie, il est indispensable de se donner les moyens de conserver cet appétit de vivre pour combattre la souffrance et favoriser la guérison. Comme il est indispensable de changer ses habitudes alimentaires.

Françoise a franchi le pas… pour son plus grand bien.

**Françoise : portrait d'une guérison**

Depuis des années, Françoise souffrait d'une affection rhumatologique douloureuse et invalidante, la polyarthrite rhumatoïde. Son cas m'a particulièrement touché et je l'ai accompagnée dans ses souffrances.

Belle femme, grande, blonde, mince et très active, elle a un goût prononcé pour la cuisine raffinée. Très attentive à la qualité des ingrédients, Françoise prépare ses plats avec soin. Elle a pour habitude de marcher souvent dans Paris, mène une vie stable et n'est pas soumise à un stress particulier.

Vivant dans un milieu médical, elle a essayé de nombreux traitements. Hélas, toutes les tentatives d'infiltrations et de médicaments anti-inflammatoires se sont soldées par des échecs.

Ayant épuisé tous les recours de la médecine classique, elle s'est finalement tournée, sur mes conseils, vers la diététique qualitative fondée sur l'équilibre acide-base. Elle a choisi de se soigner en appliquant la MAB.

La polyarthrite rhumatoïde, le rhumatisme inflammatoire le plus répandu, aboutit à des déformations des mains et des pieds. Il n'existe pas de traitement médicamenteux totalement efficace et il convient donc d'y associer une approche nutritionnelle.

Je lui ai conseillé dans son cas de supprimer les produits laitiers d'origine animale, les produits à base de blé et les aliments trop cuits. De plus, face à cet état d'inflammation, je lui ai demandé de modifier ses apports en matières grasses, c'est-à-dire éviter les graisses saturées, la margarine, les fritures et tous les aliments pouvant contenir des acides gras néfastes.

Plusieurs équipes de recherche ont obtenu des résultats positifs en modifiant dans ce sens l'alimentation de patients atteints de polyarthrite rhumatoïde[1].

1. Miggiano G.A., Gagliardi L., « Nutrition and rheumatoid arthritis », *Clin. Ter.*, 2005, 156(3), p. 115-123.

Loin de considérer ces conseils comme des entraves à sa liberté de cuisiner ou de choisir son menu au restaurant, elle a suivi mes recommandations.

En plus de ses efforts alimentaires, elle a débuté, sur mes conseils, une activité physique autre que la marche : le yoga. Un professeur se rend régulièrement à son domicile pour lui apprendre les postures, et surtout les techniques de respiration associées. Pour optimiser la neutralisation et l'élimination des résidus acides, il a fallu corriger cette nouvelle alimentation avec une activité physique adaptée et des exercices de relaxation, de méditation et de respiration. La supplémentation nutritionnelle a consisté à lui donner des minéraux alcalinisants sous forme de citrates ainsi que de l'huile de poisson. Les résultats de ce programme sont impressionnants : elle a retrouvé la mobilité et l'usage de ses mains et ne souffre plus de rhumatismes. Depuis son amélioration spectaculaire, elle s'est appliquée à transformer ses habitudes culinaires familiales en élaborant chaque soir des recettes variées et plus inventives, de merveilleuses soupes de légumes et des pâtisseries sans farine de blé.

Le secret d'une vie saine et longue ne réside pas dans un médicament ou dans une potion magique, mais dans le respect d'un des équilibres les plus puissants de notre organisme : l'équilibre acide-base.

DEUXIÈME PARTIE

# Stressé, fatigué ou en surpoids… Vous êtes probablement trop acide

# *L'acidité, voilà l'ennemi !*

À la lumière des conclusions tirées de mes consultations, mais aussi de réflexions et de recherches, j'ai fini par trouver le dénominateur commun à la plupart des maladies : l'acidité.

J'ai ainsi découvert que l'origine principale des maladies chroniques comme le surpoids, les migraines, l'anxiété ou les douleurs articulaires est liée au non-respect de l'équilibre acide-base.

La cause essentielle de la rupture de l'équilibre acide-base est alimentaire, et l'acidité qui en découle est à l'origine de ces petits et grands maux. Ces attaques acides proviennent de repas déséquilibrés répétés, de grignotages d'aliments raffinés qui sollicitent l'organisme en permanence et lui font produire des acides de manière incontrôlée. D'où la rupture du fragile équilibre acide-base, vital pour notre organisme. Cela ne signifie pas pour autant qu'il faille supprimer radicalement les aliments acidifiants de votre menu. Les protéines, par exemple, sont indispensables à la vie. Tout est donc, ici, question de dosage.

## L'alimentation est un médicament ou l'inverse...

De fait, la majorité des aliments raffinés sont acidifiants et produisent des déchets résiduels qui s'accumulent dans l'organisme et affectent petit à petit les organes vitaux du corps. Si leur qualité ou leur quantité laissent à désirer, l'acidité s'installe selon un schéma logique et agit sur un très large spectre. Lorsqu'elle devient chronique, elle provoque des réactions sournoises et dangereuses à l'origine d'un vieillissement prématuré. Plus fréquemment, ce processus accélère la prise de poids et affecte le moral.

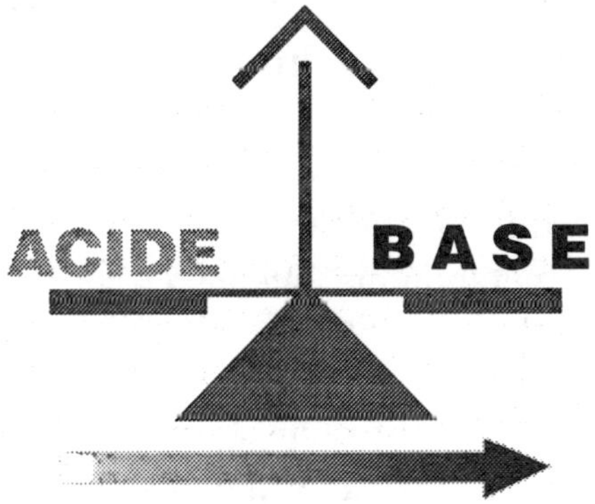


Équilibre acide-base

Face à ces problèmes, la solution est d'apprendre à reconnaître, puis à contourner les facteurs d'acidité, en adoptant un style de vie « acide-base ».

L'équilibre acide-base représente une véritable unité de mesure de la santé, du poids et du vieillissement. On peut le considérer comme un indicateur de notre santé physique et psychologique. Lorsque la balance penche trop longtemps vers l'acidité, l'organisme est en état d'acidose métabolique latente.

## Une découverte scientifique majeure : l'acidose métabolique latente et ses conséquences

Regardons de plus près ce que j'appelle l'acidose métabolique latente. En comprendre le fonctionnement est important pour votre santé.

L'acidose est un mal trompeur dont les symptômes vont se manifester au fur et à mesure de l'accumulation des acides. C'est alors qu'elle vous entraîne dans l'engrenage infernal du déséquilibre métabolique.

L'acidose métabolique latente (AML) est reconnue et fait l'objet de nombreuses études scientifiques. Elle n'est pas décelable par analyse sanguine, les systèmes tampons maintenant le pH du sang stable. Cette acidité néfaste agit insidieusement sur l'organisme. Ainsi, l'absence de symptômes n'est pas l'unique élément permettant de juger d'une bonne santé. Héritage génétique, poids, habitudes alimentaires jouent également un rôle important dans la probabilité de contracter ou non une affection chronique plus ou moins bruyante.

Comme l'hypertension artérielle ou le diabète, l'AML est un état très insidieux, un « tueur silencieux ». Même quand elle se manifeste cliniquement, il est encore temps de réagir.

Bien des maladies propres à notre civilisation prennent leur source dans l'hyperacidité chronique. Explication : une alimentation inadaptée génère des acides qui vont s'installer dans les tissus. Et y rester tant il est difficile de les neutraliser ou de les éliminer une fois qu'ils y campent. S'ensuit alors une acidose tissulaire, elle-même source de problèmes de santé. Sans compter qu'une mauvaise gestion des émotions et du stress va accentuer cette acidose.

Ces stimulations négatives sont de faible ampleur mais répétées et régulières. Elles sont comme un supplice à petit feu que nous nous infligeons. Nos réactions sont, il est vrai, la plupart du temps adaptées à ces agressions et notre sang n'est pas acide à proprement parler.

Notre corps n'est pas désarmé face à ces attaques insidieuses. La nature étant bien faite, il est équipé de systèmes de neutralisation et d'élimination performants pour combattre cet excès d'acides. Mais il arrive que l'absorption d'aliments acidifiants déborde ces systèmes qui protègent les tissus contre l'acidité. L'organisme puise alors dans ses réserves en minéraux en provoquant des perturbations tissulaires et cellulaires. De là naissent douleurs et maladies chroniques. Un peu comme lorsque le château de sable bâti par votre enfant commence à subir les assauts des vagues. À force de creuser le sable alentour pour conforter dans l'urgence ses défenses, on facilite l'arrivée de l'eau par voie souterraine. Et les remparts de s'effriter les uns après les autres, grignotés de l'intérieur…

Nous devons prendre conscience que notre corps est continuellement soumis à des agressions. Quelles que soient les difficultés rencontrées par le système métabolique, il est important de comprendre comment celui-ci fonctionne. Même en bonne santé, l'organisme agit comme une « usine à fabriquer des acides ».

## Le corps : une « usine » complexe

Le corps humain a besoin, pour fonctionner, de certaines conditions bien précises, appelées constantes physiologiques : température proche de 37 °C, pression artérielle aux alentours de 13/7... S'écarter de ces normes est synonyme de prise de risque. Pour la santé d'abord, pour la vie ensuite. Une force vitale intelligente, que l'on appelle l'homéostasie, veille jour et nuit sur l'ensemble des phénomènes permettant d'assurer l'équilibre de l'organisme. Cet équilibre, que l'on dit physiologique, dépend de milliers de réactions intimes de notre corps et nous est indispensable tout autant que l'équilibre entre l'activité et le repos, l'état de veille et le sommeil, l'inspiration et l'expiration, les apports et les dépenses énergétiques, la production et l'élimination des acides, etc.

Ce système de balancier perpétuel ne peut prétendre à la stabilité absolue. Tout est affaire de compensation : dès que l'on penche d'un côté, il faut mobiliser ses forces, son énergie et sa volonté pour rétablir l'équilibre. Ainsi, nous sommes constamment en mouvement. L'équilibre peut donc se définir comme l'alternance harmonieuse entre deux déséquilibres.

Pour bien comprendre le fonctionnement de l'organisme, imaginez une usine qui symboliserait notre corps. Les matières premières y sont acheminées tous les jours. Celles-ci sont les aliments mais aussi les éléments néfastes de notre mode de vie tels que le stress et la pollution.

Lors d'une première étape, ces matières premières sont transformées après avoir été versées dans un fourneau. Dans notre corps, c'est ce qu'on appelle le métabolisme.

Les produits de transformation peuvent être bénéfiques : c'est notre énergie. Ils peuvent aussi être inutiles ou néfastes : ce sont les déchets.

L'étape suivante consiste à neutraliser ces déchets indésirables grâce aux systèmes tampons. Ceux-ci sont chargés de neutraliser l'acidité. Une fois neutralisés, ces déchets acides pourront être éliminés par les poumons qui font office de « cheminée » et les reins qui ont une fonction de « poubelle ».

Vous l'avez compris : ces déchets qui nous intéressent sont les acides générés par l'organisme.

Chacune des étapes – apport de matières premières ou de nutriments, transformation ou métabolisation, production d'énergie et de déchets, neutralisation puis élimination de ces derniers – est capitale et découle d'une suite logique et simple.

Quand tout se passe bien, nous sommes en équilibre acide-base. Mais si l'apport en matières premières n'est pas contrôlé, nous mettons en danger notre organisme. Nous produisons en effet des acides qui débordent du fourneau et vont submerger les systèmes de sécurité (les systèmes tampons) et les systèmes d'élimination (poumons et reins). Les ouvriers de l'usine vont donc baigner dans un bain rempli d'acides et s'y brûler.

Qui sont ces ouvriers ? Nos cellules, nos organes, nos tissus.

Ultime remarque : les matières premières conditionnent non seulement la production de déchets acides, mais aussi le bon fonctionnement des systèmes tampons et des organes d'élimination. Conclusion : notre alimentation et notre mode de vie ont un double rôle dans cette affaire.

# *Comment en sommes-nous arrivés là ?*

## Il était une fois l'homme…

Lorsqu'on étudie l'espèce humaine à l'échelle de l'évolution, on constate que notre alimentation a changé très récemment et très rapidement. Trop rapidement, sans doute. Certains chercheurs voient dans cette révolution alimentaire l'explication la plus probable à nos maladies de civilisation, le surpoids en tête. Si on admet que notre ancêtre le plus direct, le chasseur-cueilleur, est apparu il y a environ 30 000 ans, cela signifie que notre espèce a suivi pendant 90 % de son histoire le même régime. Un régime à base de gibier, de poissons et de végétaux. Les paléontologues estiment que la ration alimentaire quotidienne comprenait en moyenne 2 kilos de végétaux variés. L'apport d'acides lié aux protéines animales était donc compensé par des végétaux. L'analyse des ossements retrouvés sur les sites préhistoriques a révélé qu'ils ne connaissaient ni l'ostéoporose, ni l'arthrite, ni les caries dentaires.

Or que consommons-nous en quantité en ce début de troisième millénaire ? Des aliments totalement inconnus des milliers de générations qui nous ont précédés.

Soyons encore plus précis. Selon des chercheurs américains, la quasi-totalité des gènes de l'homme moderne étaient déjà programmés à l'époque du paléolithique, il y a 50 000 ans ! Une époque bien antérieure aux premiers pas de l'agriculture, il y a seulement 10 000 ans.

Lauren Cordain, de l'Université du Colorado, spécialiste mondial de la nutrition ancestrale, a constaté avec de nombreux chercheurs les répercussions de ce changement alimentaire sur l'organisme. L'homme du néolithique serait ainsi plus fragile que son ancêtre du paléolithique : os moins solides, présence de caries dentaires, de maladies infectieuses et infantiles, d'arthrose.

Il existe des divergences entre les équipes scientifiques à propos de la consommation de protéines à cette époque. Je pense que ce débat doit être élargi aux autres catégories d'aliments, notamment les fruits, les légumes et les glucides. En effet, à cette époque, la quantité de végétaux consommés était importante, compensant ainsi l'effet acidifiant des protéines animales. De plus, il n'y avait ni céréales ni glucides raffinés, ce qui permettait d'éviter toute majoration de la charge acide des repas.

En résumé, nous pouvons dire que les gènes qui contrôlent tous les aspccts de notre vie sont identiques à ceux de nos très lointains ancêtres. Les mécanismes de notre digestion aussi. D'où notre difficulté à nous adapter aux aliments si particuliers que sont les produits transformés, issus de la technologie moderne. Or notre corps ne reconnaît, n'accepte ou ne métabolise que les molécules nutritives fournies par l'environnement à l'état naturel. Parce qu'elles seules permettent le bon fonctionnement de l'organisme, c'est-à-dire garantissent la santé et la longévité. Ce que l'esprit feint d'ignorer, le corps, lui, le sait et vous le fait savoir.

## L'homme moderne

En ce début de troisième millénaire, l'homme absorbe quantité d'aliments totalement inconnus des milliers de générations précédentes : céréales raffinées, pâtes, sucreries... D'où un excès d'aliments acidifiants.

L'industrialisation et le développement des technologies ont changé la destinée de la plupart des produits cultivés dans nos campagnes. Comment a-t-on pu oublier aussi vite et facilement que l'homme n'a pas toujours mangé des lasagnes à la sauce béchamel, des sandwichs jambon-beurre-cornichons ou bu des sodas aromatisés artificiellement ? Pendant la plus grande partie de sa longue histoire, il s'est alimenté exclusivement de façon « naturelle ».

Or notre organisme n'est pas génétiquement équipé pour « traiter » ces nouveaux aliments et faire face à l'afflux d'acides d'origine alimentaire ; alors que nous sommes, en revanche, adaptés à une alimentation à prédominance alcaline, c'est-à-dire une alimentation donnant une large place aux végétaux.

## Les facteurs d'acidification du mode de vie moderne : excès et carences

La plupart des maladies chroniques sont le résultat de longues années d'une mauvaise hygiène de vie. Jusqu'à l'âge adulte, notre organisme tolère maints écarts. Il en garde néanmoins la mémoire et se fragilise.

### ➤ *Trop d'aliments acidifiants*

Notre alimentation comporte trop d'aliments transformés, de féculents et de farines raffinées, et trop peu d'aliments complets. D'une manière générale, nous mangeons en trop grande quantité et surtout beaucoup trop de viande. En adoptant de nouvelles habitudes alimentaires, l'homme se prive des bienfaits de certains aliments, ce qui entraîne des carences en minéraux, en vitamines et en oligo-éléments – et ce, quelles que soient les quantités absorbées. Ces carences constituent un facteur important d'acidification.

Par exemple, les céréales apportent peu de protéines nécessaires à la croissance mais beaucoup d'acide phytique, qui piège les minéraux tels que le calcium et le zinc. Ceci est à l'origine d'une déminéralisation osseuse et d'une baisse des défenses immunitaires.

Parmi les autres coupables : le « lessivage » des aliments lors de leur préparation industrielle, ainsi que la consommation en hausse de boissons contenant de l'acide phosphorique comme les colas qui comptent parmi les aliments acidifiants.

### ➤ *La pratique excessive du jeûne et les régimes trop restrictifs*

Cette pratique[1], lorsqu'elle est trop fréquente, joue un rôle néfaste : elle augmente l'acidification de l'organisme par la formation d'acides cétoniques issus de la dégradation des acides gras. L'organisme, qui se consacre à la fabrication

1. Grinspoon, S. K., Baum, H. B., Kim, V., Coggins, C., Klibanski, A., « Le jeûne aigu chez la femme inhibe la formation osseuse et augmente la déminéralisation », *J. Clin. Endocrinol. Metab.*, 1995, 80, p. 3628-3633.

de ces acides, ne reçoit d'ailleurs plus les minéraux ni les éléments nécessaires à la neutralisation des déchets acides.

### ➤ *Sédentarité et surmenage physique*

Depuis l'industrialisation massive de notre société, nous trouvons tout à portée de main. La voiture a supplanté la marche et le vélo. Résultat : nous ne bougeons pas assez.

La sédentarité et le manque d'exercice physique empêchent l'élimination des acides par la respiration et la transpiration, moins sollicitées. *A contrario*, le surmenage physique n'est pas non plus recommandable ! En effet, lors d'une activité sportive intense, nous fabriquons de l'acide lactique en excès. De plus, les pertes de liquides entraînent rapidement des baisses de performances et des crampes musculaires, car le corps perd également ses sels minéraux et ses oligo-éléments, appelés électrolytes.

### ➤ *Une mauvaise hygiène de vie*

Manque de sommeil, stress et surmenage intellectuel contribuent à l'acidification du corps. Or une accumulation d'acides dans les tissus provoque fatigue et chute de l'humeur. Ce qui n'incite guère à une quelconque activité physique.

### ➤ *Un mauvais fonctionnement des organes de dégradation et d'élimination des acides*

Une mauvaise oxygénation (par exemple, une insuffisance respiratoire) est une cause d'acidification. Une insuffisance rénale (par exemple, chez la personne âgée) favorise elle aussi l'acidose latente. Au même titre qu'une mauvaise dégradation des aliments, liée à une faiblesse du foie ou du pancréas, peut également être un facteur d'acidification.

Notre volonté de dominer la nature a donc été à l'origine d'une modification de l'alimentation et de l'activité physique trop brutale et trop rapide pour que nous puissions nous y adapter.

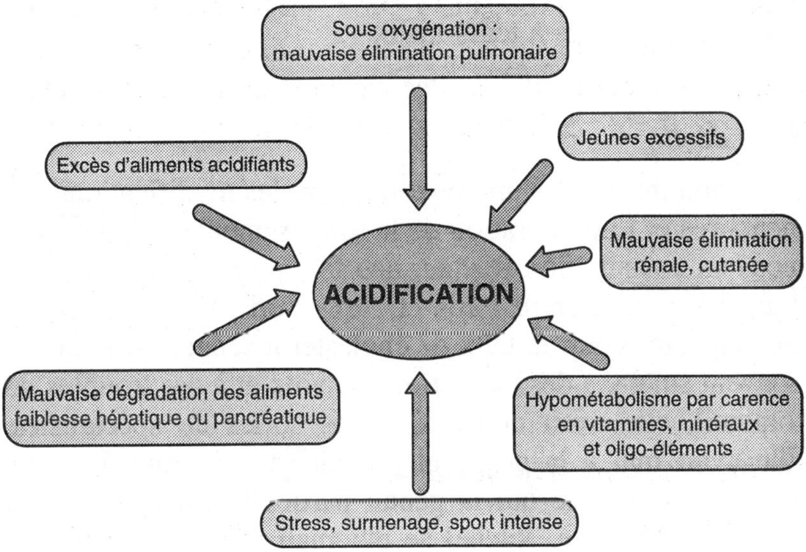
Sous oxygénation :
mauvaise élimination pulmonaire
Jeûnes excessifs
Excès d'aliments acidifiants
Mauvaise élimination
rénale, cutanée
ACIDIFICATION
Mauvaise dégradation des aliments
faiblesse hépatique ou pancréatique
Hypométabolisme par carence
en vitamines, minéraux
et oligo-éléments
Stress, surmenage, sport intense

Les facteurs de l'acidification

## Le taux d'acidité, baromètre du bien-être

Problèmes de poids, diabète, hypertension artérielle, stress, hypercholestérolémie : tous ces facteurs aggravants des troubles cardio-vasculaires ont un lien certain avec l'alimentation. Combien de fois ai-je constaté les dégâts engendrés par un régime alimentaire trop riche en graisses ou en sucres chez des patients atteints de problèmes cardiaques !

Grâce à l'observation des symptômes négatifs de l'acidité sur mes patients, j'ai réalisé que le niveau d'acidité est, en quelque sorte, un baromètre du bien-être général. La vérification des théories par l'expérimentation est riche d'enseignements et permet de progresser. Rachel compte parmi celles et ceux dont la vie a changé en cherchant de nouvelles réponses à leurs maux.

### ➤ *Le déclic*

Mon intuition d'une relation entre les modifications alimentaires et l'amélioration de la santé remonte au jour où je reçus en consultation Rachel, une femme d'une quarantaine d'années vivant entre Paris et New York. Elle était venue me consulter pour un taux de cholestérol sanguin trop élevé. Souvent sujette à des extinctions de voix et à des troubles du sommeil, elle avait consulté toutes sortes de spécialistes. Elle avait mal à la gorge et perdait sa voix lors des vols transatlantiques, ce qui la gênait particulièrement dans son métier d'interprète. Rachel se plaignait aussi de problèmes de transit intestinal et de fatigue régulière. Ses habitudes alimentaires ne différaient en rien de celles de la plupart des gens : de la viande, du poisson, des féculents, du pain et des viennoiseries au petit déjeuner, des pâtisseries en dessert. Des repas équilibrés, selon elle…

Je décidai de modifier son régime et lui recommandai d'inverser la donne : moins de protéines animales, plus de légumes verts, de fruits et de protéines végétales.

Dans ma prescription, j'ai proposé une liste de suggestions pour l'aider à réduire son niveau d'acidité. Les voyages répétés, le manque de sommeil, ainsi qu'une alimentation pauvre en végétaux alcalinisants et reminéralisants pouvaient favoriser ses maux de gorge chroniques et ses problèmes digestifs. Je lui ai recommandé d'essayer d'éliminer les glucides raffinés en remplaçant les viennoiseries et les pâtisseries par un large choix de fruits frais, tout en lui expliquant que son choix de matières grasses pouvait modifier l'inflammation, je lui ai conseillé de remplacer les huiles par les graisses bénéfiques de l'huile d'olive et des poissons gras comme le saumon, les sardines, le maquereau... Ces poissons fournissent des acides gras particuliers, les oméga-3, qui luttent contre l'inflammation. À cette prescription j'ai ajouté des draineurs naturels à base de plantes, ainsi que des compléments nutritionnels riches en vitamines et en minéraux alcalinisants. Je lui ai aussi demandé de manger moins de produits animaux et plus de légumes frais ; et je lui ai conseillé de marcher régulièrement en respirant profondément et régulièrement. La marche a un effet relaxant et agit de manière spécifique sur l'anxiété.

Rachel a suivi avec application chacun de mes conseils car elle voulait absolument en finir avec ses symptômes qui mettaient en péril son avenir professionnel. Quelques mois plus tard, son témoignage était enthousiasmant. Elle buvait du thé vert le matin et avait découvert l'abondance de saveurs et de choix que pouvaient lui procurer les fruits et légumes frais. La marche active et les exercices respiratoires l'avaient stimulée et, chaque jour, elle y prenait davantage de plaisir. Elle me dit que son sommeil était plus profond et qu'elle se sentait en meilleure forme le matin. Le taux de cholestérol de Rachel s'était nettement amélioré et je fus surpris d'apprendre que son mal de gorge et ses autres symptômes avaient disparu. Mais mon plus grand étonnement fut sa nouvelle vitalité. Son visage était radieux et elle paraissait plus jeune.

Bien d'autres cas de transformations spectaculaires liés à une nouvelle approche nutritionnelle se sont répétés plus tard. Il restait à en découvrir la raison, car il y en avait forcément une.

La santé de mes patients ne s'améliorait-elle pas dès qu'ils commençaient à modifier leur alimentation, autrement dit, dès qu'ils rétablissaient les grands équilibres corporels ?

### ➤ *Une rencontre décisive*

Cette observation et l'amélioration de nombreux autres cas m'ont incité à orienter mes recherches vers la naturothérapie, médecine complémentaire que j'enseigne aujourd'hui à la faculté de médecine.

La naturothérapie envisage la santé de manière globale. Le corps et l'esprit sont considérés comme une même entité et l'équilibre acide-base constitue l'un des socles fondamentaux de la naturothérapie.

Lors de mes recherches, j'ai commencé à établir un lien entre l'équilibre acide-base et la longévité. J'ai aussi découvert que l'acidité n'était pas une simple approche théorique, mais quelque chose de mesurable par des analyses alimentaires et des tests scientifiques.

Alors que je me spécialisais en médecine complémentaire, j'ai rencontré le professeur Jürgen Vormann qui dirige l'Institut de prévention et de nutrition d'Ismaning, en Allemagne. Il a été président de la société pour la recherche sur le magnésium, membre de la British Physiological Society et président de la Société allemande pour la médecine orthomoléculaire. Il a publié de nombreux articles dans les domaines de la biochimie et de la physiopathologie. Organisateur du Symposium international sur l'équilibre acide-base, Jürgen Vormann est un chercheur de renom.

Après des échanges téléphoniques captivants sur nos recherches respectives, il a accepté de me rendre visite à

Paris. C'est ainsi qu'il sonna à ma porte, un vendredi, après un vol Munich-Paris fort matinal. Jürgen Vormann est une personne généreuse qui partage volontiers ses connaissances et fait preuve d'un étonnant dynamisme. Notre rencontre fut chaleureuse et ces échanges passionnants nous ont rapprochés. J'avais la confirmation d'être sur la bonne voie.

Jürgen Vormann avait rassemblé, depuis plusieurs années, des études scientifiques capitales sur l'équilibre acide-base qu'il mit à ma disposition. Il me proposa d'assister en septembre 2006 au deuxième Symposium international sur l'équilibre acide-base afin de rencontrer d'autres spécialistes. C'était pour moi l'occasion de confronter mes idées avec celles des plus grands scientifiques mondiaux. Lynda Frassetto, de l'Université de Californie y a évoqué le rôle acidifiant du sel ; le professeur Thomas Remer, de l'Institut de recherche de Dortmund a souligné la baisse d'excrétion des acides par les reins avec l'âge. Timothy Arnett de l'Université de Londres a décrit les effets de l'acidité sur les cellules de l'os. Le professeur David Bushinski de l'Université de New York a présenté un brillant exposé sur les mécanismes intimes de la fonte osseuse en cas d'acidité. Susan Langham-New de l'Université de Surrey en Grande-Bretagne nous a parlé de l'ostéoporose, du rôle de l'équilibre acide-base sur le squelette et des perspectives de recherche sur ce sujet.

Je disposais enfin du chaînon manquant : les études scientifiques démontrant l'importance de l'acidose dans les affections chroniques.

# La science de l'équilibre acide-base

## ➤ *De la naturothérapie à la recherche scientifique*

### *La progression des recherches*

Demandez à un médecin ce que lui évoque l'acidose, il vous répondra que c'est un problème de réanimation. En effet, l'acidose est décrite dans les cours de médecine comme une situation aiguë et grave relevant de l'hospitalisation. Les études sur l'équilibre acide-base portaient jusqu'à présent sur des situations graves telles que les comas des diabétiques (patients hospitalisés en réanimation).

En marge de ces circonstances dramatiques, les médecins naturothérapeutes, grâce à leur écoute et à leurs observations, ont acquis la conviction de l'existence d'une acidose plus difficile à détecter, cachée en nous. Cette acidose est le résultat d'une inadéquation entre l'homme et son environnement.

La science aura mis plus de soixante ans à confirmer l'intuition du docteur Paul Carton et à reconnaître les méfaits de l'acidose, ce mal typique de notre civilisation moderne. En effet, dès 1920, Paul Carton écrivait : « Des emprunts minéraux se font ainsi aux os, aux dents, aux cellules de tous les tissus, non par corrosion passive pure et simple, mais par dégradation défensive et active opérée par l'organisme pour offrir des matériaux alcalins qui se combinent aux acides prêts à entrer en circulation de façon à les neutraliser[1]. »

1. Paul Carton, *Traité de médecine, d'alimentation et d'hygiène naturistes*, 1920.

Les comités scientifiques sont désormais conscients des problèmes posés par l'acidose métabolique et de son lien éventuel avec la consommation d'aliments riches en protéines.

L'approche médicale de l'acidose a évolué au cours des années 1990 sous l'influence conjuguée de plusieurs constats scientifiques. Des études sur les maladies chroniques évolutives (ostéoporose, diabète, maladies cardio-vasculaires) ont été effectuées sur les personnes âgées. On a pu observer l'importance capitale de la nutrition dans l'apparition ou l'amélioration de ces maladies. L'accumulation de données sur le caractère protecteur d'aliments tels que les fruits et légumes a également été un déclencheur chez certains chercheurs. L'analyse en profondeur de l'action sur le métabolisme de certains nutriments alcalinisants, tels que les sels organiques de potassium et de magnésium, a alors commencé.

### *Depuis 2000, les confirmations des scientifiques*

Dans une étude très intéressante, publiée en 2002 dans l'*American Journal of Clinical Nutrition*[1], Anthony Sebastian de l'Université de Californie souligne le caractère de plus en plus acidifiant de l'alimentation moderne, faisant écho à d'autres scientifiques comme Loren Cordain de l'Université du Colorado et Jean Seignalet de l'université de Montpellier[2] ainsi que tous les chercheurs plaidant pour un retour en grâce du régime « préhistorique ».

Même si le retour de l'équilibre acide-base sur le devant de la scène scientifique doit beaucoup à certaines équipes

1. Sebastian, A., Frassetto, L. A., Sellmeyer, D. E., Merriam, R. L., Morris, R. C. Jr, « Estimation of the net acid load of the diet of ancestral preagricultural *Homo sapiens* and their hominid ancestors », *Am. J. Clin. Nutr.*, 2002, 76(6), p. 1308-1316.
2. Seignalet, J., *L'Alimentation ou la troisième médecine*, Paris, François-Xavier de Guibert, coll. « Écologie humaine », 2004.

étrangères (notamment Thomas Remer et Friedrich Manz en Allemagne, Lynda Frassetto et Curtis Morris aux États-Unis), la tendance bénéficie aussi des travaux de plusieurs chercheurs en France de l'Inra (Institut national de recherche agronomique) et de l'Inserm (Institut national de la santé et de la recherche médicale).

Toutes ces études sont soutenues par les pouvoirs publics et des institutions telles que l'Aprifel (Agence pour la recherche et l'information en fruits et légumes frais). Elles tendent vers un but identique : une recommandation nutritionnelle prenant en compte le pouvoir acidifiant ou alcalinisant des aliments, et une évolution des critères de qualité des fruits et légumes et de leurs produits dérivés.

### *À l'Est, du nouveau*

En 1984, J. Lutz réalise une étude sur les conséquences d'une consommation accrue de protéines sur le bilan du calcium et l'équilibre acide-base. Sa conclusion : l'absorption de sels alcalinisants ménage les réserves tampons de l'os, donc la santé de l'os à long terme.

Outre-Rhin, ces thèses sont étayées par des travaux comme ceux du professeur Jürgen Vormann. En 2001, son équipe s'intéresse à des patients souffrant de lombalgies chroniques. Les chercheurs démontrent que l'apport en sels minéraux alcalinisants engendre une diminution des douleurs lombaires.

Le professeur Jürgen Vormann a été récemment à l'initiative du congrès international sur l'équilibre acide-base. Ce rendez-vous organisé à Munich (en octobre 2000 et en septembre 2006) a permis de confirmer l'extrême importance du rôle de l'équilibre acide-base et les incontestables bienfaits d'une alimentation axée sur le respect de cet équilibre.

Quant au PRAL (voir p. 149), outil d'une grande utilité pour mesurer le pouvoir d'acidification des aliments, c'est en 1995 qu'il fut élaboré scientifiquement. Son maître d'œuvre est le professeur Thomas Remer du Centre de recherche en nutrition infantile de Dortmund en Allemagne.

## En savoir plus sur l'acidification

### Quelques notions de physiologie

**Qu'est-ce qu'un acide ?**

Chimiquement, les acides sont définis comme des substances qui libèrent des ions hydrogène ($H^+$) lorsqu'ils sont en solution dans l'eau. Un aliment acidifiant n'a pas nécessairement un goût acide. En effet, le citron, qui a un goût acide est un aliment alcalinisant, alors que la viande et les céréales ne sont pas acides au goût et sont pourtant des aliments acidifiants.

**Qu'est-ce qu'une base ou un alcalin ?**

Contrairement aux substances acides, les bases sont des substances qui, plongées dans l'eau, ne libèrent pas ou très peu d'hydrogène ($H^+$).

**Quels aliments sont transformés en acides ?**

Ce sont essentiellement les protéines animales (viande, poisson, œufs, fromage) et les féculents (pain, farine, céréales). Les aliments contenant du soufre, du phosphore et du chlore sont responsables de la formation d'acides.

**Quels aliments sont transformés en bases ?**

Les fruits et les légumes. Ils contiennent du potassium, du sodium, du fer et du calcium. Vitalité et santé proviennent des bases, des sels minéraux et des oligoéléments.

## ➤ *Qu'est-ce que l'équilibre acide-base ?*

### *Une mesure essentielle*

Les substances constitutives de notre organisme sont très nombreuses. En plus des acides aminés, des acides gras, des vitamines, des minéraux et des oligo-éléments, il existe deux grands groupes que l'on peut classer en substances basiques (aussi appelées alcalines) et en substances acides. Notre organisme a autant besoin des unes que des autres : l'équilibre entre les substances acides et les substances basiques est appelé équilibre acide-base. Le degré d'acidité se mesure par le pH (« potentiel hydrogène »). Celui-ci se situe idéalement aux alentours de 7,4. Plus il est bas, plus le milieu est acide et inversement. Le pH se mesure sur une échelle allant de 0 à 14. Un pH à 7 équivaut à une solution neutre. Plus le pH est bas, plus la solution est acide.

Cette mesure est essentielle pour notre santé. De multiples réactions enzymatiques nécessaires au fonctionnement intime de notre organisme dépendent du maintien du pH dans d'étroites limites.

Avec la rigueur d'un comptable, l'équilibre acide-base règle la respiration, la circulation, la digestion, l'élimination, les défenses immunitaires, la production hormonale.

## ➤ *Que sont les systèmes tampons ?*

### *Les systèmes de sécurité*

Les systèmes tampons permettent le maintien de l'équilibre acide-base en neutralisant les acides. Ils se chargent de maintenir constant le degré d'acidité de notre sang et de nos tissus, indispensable à nos réactions internes vitales.

*Que sont les systèmes d'élimination ?*

Ce sont les organes qui évacuent les acides vers l'extérieur de notre corps : poumons, reins, intestin et peau.

Une partie des acides est expulsée hors de notre corps par la respiration. Grâce au travail de filtre des reins, une grande quantité des acides est éliminée dans les urines. La transpiration par l'action de plus de deux millions de glandes sudoripares est un autre moyen d'évacuation.

TROISIÈME PARTIE

# Le pouvoir alcalin : mieux manger pour contrôler son poids et retrouver la parfaite harmonie

## *Les régimes traditionnels ne fonctionnent pas*

Depuis bientôt quatre décennies sont promus divers programmes diététiques qui ont un point en commun : efficaces dans un premier temps, ils peuvent à la longue s'avérer inopérants, voire dangereux. On appelle cela la continuité dans le changement… Et ce n'est pas une pilule miracle qui va vous aider à maigrir.

### Souvenez-vous des années 1970

Entre deux tubes des Pink Floyd et de Bob Dylan, on assista à la naissance de régimes privilégiant les protéines animales et les graisses saturées, au détriment des sucres lents. Leur succès fut immédiat : ils permettaient effectivement de perdre du poids assez rapidement. Ce qui n'était pas dit, c'est que ces régimes, qui autorisaient généreusement la consommation de graisses saturées (lardons et saucisses à volonté !), n'œuvraient en rien pour l'amélioration globale de la santé. Tout simplement parce qu'ils éliminaient complètement l'un des groupes majeurs de notre alimentation, à savoir les légumes. Le prix à payer ? Une perte des réserves minérales. En effet, abuser des phosphates présents dans les viandes rouges peut conduire à une perte du calcium et du magnésium présents dans les os et les dents. De plus, le métabolisme a besoin de ces minéraux, utiles pour les réactions intimes de notre organisme.

Telle est la règle à retenir : tout régime qui élimine complètement un groupe alimentaire provoque un déséquilibre néfaste pour la santé. La méthode acide-base n'exclut aucun groupe alimentaire (protéines, glucides et lipides) ; elle en rééquilibre le rapport, ce qui permet de compenser les aliments acidifiants par des aliments à effet inverse, c'est-à-dire alcalinisants.

## Le virage des années 1980

Dix ans auront été nécessaires pour prendre conscience des dégâts causés par ces régimes. Par un réflexe bien français (ou tout bonnement humain), on adopta une tendance diamétralement opposée ! La nouvelle mode alimentaire ? La diététique des « allégés ». Cette tendance s'accompagna dans le même temps d'un intérêt nouveau du corps médical pour les fruits et légumes. De nombreuses études scientifiques démontraient leur utilité et différents programmes nationaux furent mis en place pour inciter la population à augmenter la consommation de ces produits ; le grand public tarda à réagir, les mauvaises habitudes étaient solidement ancrées dans le comportement des consommateurs. Les candidats à la minceur continuèrent à se jeter sur les chips allégées et autres biscuits à faible teneur en graisses ou sur les produits étiquetés « 0 % de matières grasses ». Ce virage opéré par le corps médical n'ayant pas été suivi d'effets, on assiste aujourd'hui à l'explosion du nombre d'obèses en France, avec quelques années de retard sur les États-Unis. Pourquoi un tel phénomène ? Parce que ce type d'aliments provoque une augmentation rapide du glucose sanguin et élève ainsi le taux d'insuline.

Parallèlement, considérée comme un critère de richesse, la viande jusqu'alors appréciée occasionnellement en famille le dimanche est servie dans les assiettes midi et soir, chaque jour de la semaine. De même, les aliments raffinés, lessivés et cultivés en masse grâce aux engrais chimiques et aux pesticides deviennent des produits de consommation courante. Ce comportement alimentaire a donc augmenté la *sécrétion d'insuline* et engendré le problème que vous connaissez : le déséquilibre acide-base, conséquence d'une alimentation trop riche en aliments acidifiants.

### ➤ *L'insuline*

L'insuline est une hormone capitale qui permet à notre corps de transformer le glucose en énergie ou de le stocker sous forme de graisse. Sécrétée en trop grande quantité, elle favorise la prise de poids. Après une montée rapide, le taux de sucre chute dans le sang, ce qui occasionne une sensation de faim incitant à se nourrir à nouveau. On assiste alors à un cercle vicieux. Voilà pourquoi une alimentation fondée sur des aliments à index glycémique élevé, comme le pain blanc, les pâtes, les biscuits apéritifs, les pâtisseries, les bonbons et tous les produits de *fast-food* bourrés d'amidon et de sucre conduit inévitablement à prendre des kilos et accélère le vieillissement. Ces aliments à index glycémique élevé, vite convertis en sucre dans le sang, provoquent une libération d'insuline et le stockage des graisses.

Sachez-le, la forme de votre corps constitue un reflet assez juste de votre métabolisme. Ainsi, la graisse abdominale est plus inquiétante que celle des hanches et des cuisses. Elle joue un rôle dans le développement du diabète. Un ventre trop important augmente les risques de diabète et de maladies cardio-vasculaires. Cette graisse abdominale est un indicateur précis des maladies que vous pourriez contracter dans le futur.

## L'index glycémique, une notion à connaître

Il mesure la capacité d'un glucide donné à élever le taux de glucose sanguin après le repas par rapport à un standard de référence, qui est le glucose pur. En fait, il mesure le taux d'absorption du glucose d'un aliment après sa digestion.

Les glucides, qui pénètrent lentement dans le sang, en augmentent petit à petit le taux de sucre et provoquent une réponse insulinique modérée. Au contraire, ceux qui augmentent rapidement le taux de sucre dans le sang provoquent une forte réaction insulinique. Cette réaction favorise le stockage d'énergie et les compulsions sucrées.

Si l'index glycémique dépasse 50, l'aliment est considéré comme « hyperglycémiant » ; il en est ainsi du riz à cuisson rapide (85), du pain blanc (70) et des bananes (60). Parmi les moins glycémiants, on note les flocons d'avoine (40), les noix (15), les avocats (10) et les haricots verts (30).

Voir tableau page 314.

*À noter :* Vous avez peut-être entendu parler de la charge glycémique. C'est une notion récente, plus difficile à calculer, basée sur la quantité d'aliments glucidiques consommés à portions égales, au cours d'un même repas. Nous nous référerons dans cet ouvrage à l'index glycémique.

## Les régimes hyperprotéinés, vedettes des années 1990

Ces années sont marquées par l'émergence de la diète hyperprotéinée. Les sachets protéinés, d'abord conçus pour faire maigrir en milieu hospitalier les personnes souffrant d'obésité massive, ont connu un tel succès qu'ils ont été largement prescrits par les médecins de ville. Le principe consiste à se nourrir essentiellement de protéines en sachets, accompagnées d'une portion réduite de glucides sous forme de légumes. Avec le recul, on a constaté que de nombreuses personnes encouragées par les résultats rapides obtenus avaient fait de ce mode d'alimentation un régime de croisière. Ces compléments alimentaires ayant à l'origine essentiellement une fonction de *starter* sont devenus une manière de s'alimenter et un mode de vie. Or ces apports en protéines sont souvent insuffisamment compensés par des végétaux alcalinisants. Non encadrés par un médecin ou un diététicien, ces régimes hyperprotéinés peuvent entraîner des déficits en vitamines et en minéraux.

## Le troisième millénaire s'ouvre au monde

On a assisté ces dernières années à une remise à l'honneur du « régime ancestral ». Éclipsé par ses adversaires, il n'avait pas disparu mais s'était fait rare. Il s'appuie sur l'idée que notre métabolisme est programmé pour traiter la nourriture consommée par nos ancêtres. L'exemple le plus frappant des conséquences de la rupture entre régime ancestral et régime moderne nous est donné par certaines populations comme les Afro-Américains, les Américains d'origine asiatique, les Hispaniques, les Caribéens et les Polynésiens. Longtemps habituées à une alimentation essentiellement composée de produits naturels (graines, fruits riches en fibres et en micro-nutriments, légumes racines ou légumineuses, etc.), ces populations ont été brutalement confrontees à l'alimentation moderne et aux produits raffinés. Aujourd'hui, ils consomment des produits de fast-food, du pain, des « snack », des pâtisseries et des friandises accompagnés de sodas sucrés. Résultat ? Une augmentation fulgurante des problèmes de diabète, d'obésité, d'hypertension artérielle et de troubles cardio-vasculaires.

Dernier régime parfois à la mode ces dernières années : le crudivorisme. Il consiste à introduire dans l'alimentation une majorité d'aliments crus (légumes, carpaccios, poissons et fruits de mer, etc.). Principal argument de ses partisans : les enzymes contenues dans les aliments crus sont détruites lors de la cuisson, surtout au-delà de 110° C, faisant apparaître des résidus toxiques et modifiant ainsi la structure des aliments. Mais, à l'inverse, ce que ses partisans semblent ignorer, c'est que les aliments crus peuvent contenir des substances toxiques naturelles qui sont éliminées grâce à la cuisson.

Toutefois, la plupart des fruits et légumes présentent des avantages à être mangés crus, en raison d'une meilleure disponibilité en micronutriments. Néanmoins il s'agit d'un régime très difficile à appliquer si on ne vit pas seul…

Manger doit rester un plaisir partagé. Supprimez le pain, le sucre, les graisses et l'alcool de votre alimentation et contentez-vous d'avaler du poisson et des légumes crus, vous maigrirez, c'est évident : n'importe quel régime restrictif peut vous faire perdre du poids. Mais votre organisme se retrouvera en situation de carence. De plus, vous serez vite lassé par le contenu de votre assiette. La nature ayant horreur du vide, vous vous jetterez bientôt sur tout ce qui passe à proximité de vos papilles pour remplir votre estomac. Et vos kilos perdus de revenir en nombre, plus envahissants, plus visibles…

## Les mauvaises habitudes héritées des régimes

Couplés aux caractéristiques de l'alimentation moderne, les différents régimes décrits précédemment, s'ils n'ont pas toujours résolu les problèmes de poids de ceux qui les suivaient, ont installé durablement de mauvais comportements alimentaires. Nous répertorions six bonnes raisons d'en venir à bout :

1. Aujourd'hui nous absorbons trop de protéines animales à teneur élevée en graisses saturées et pas assez de protéines végétales et de poisson gras.
   Nous faisons la part belle à la viande, au poisson et aux œufs, au détriment des protéines végétales telles que le soja et les légumineuses.
2. Méfiez-vous des glucides raffinés. Quoi de plus simple que de cuisiner en quelques minutes un plat de pâtes ou d'accompagner son repas avec du riz blanc ? Mais attention ces céréales raffinées et le pain blanc ont un index glycémique élevé.
3. Notre alimentation ne contient pas assez de fibres. Qui dit faible proportion de fruits et légumes dans l'assiette dit basse teneur en fibres, car ce sont essentiellement ces aliments qui en regorgent.
4. L'alimentation d'aujourd'hui contient trop de mauvaises graisses. Nous consommons trop de graisses satu-

rées (certaines huiles, le beurre, la margarine, les produits raffinés, les laitages). De plus, l'apport en acides gras essentiels oméga-3 et oméga-6 est déséquilibré car nous consommons trop d'oméga-6.

S'il n'est pas question de se passer totalement des graisses et des huiles qui sont indispensables, il s'agit de privilégier celles qui sont bénéfiques pour la santé et de réduire, voire d'éliminer, celles qui augmentent les risques de maladies cardio-vasculaires. La stratégie consiste à s'assurer que celles que nous consommons ont le bon profil nutritionnel.

5. L'alimentation actuelle contient trop de sel et pas assez de potassium, un élément indispensable à l'équilibre.

   Notre nourriture est deux fois plus riche en sodium qu'en potassium en raison d'une consommation insuffisante de fruits et de légumes (qui contiennent beaucoup de potassium et peu de sodium). La forte teneur en sel des produits de grande consommation à des fins de conservation a en outre créé de mauvaises habitudes et des réflexes comportementaux : il est souvent difficile pour la plupart d'entre nous de ne pas resaler systématiquement les plats avant même de les goûter !

6. Notre alimentation ne contient pas assez de vitamines, de minéraux et d'antioxydants.

   Largement raffinée, l'alimentation moderne est littéralement « lessivée » au cours des processus de transformation qu'elle subit. Elle perd ainsi ses éléments les plus intéressants, à savoir les vitamines, les minéraux et les antioxydants. Ces nutriments sont indispensables au bon fonctionnement de notre corps qu'ils protègent vis-à-vis des agresseurs tels que la pollution et le stress.

# *La méthode acide-base : l'équilibre optimal*

Les six mauvaises habitudes alimentaires que je viens d'évoquer reflètent la façon dont nous nous nourrissons généralement. Ainsi, en privilégiant largement les protéines animales, les graisses et les aliments sucrés ou raffinés au détriment des végétaux, nous ne respectons pas l'équilibre optimal acide-base, car nous consommons une trop grande proportion de produits acidifiants.

## La méthode acide-base agit sur les équilibres fondamentaux

Grâce à la prise en compte des équilibres fondamentaux (acide-base, minéral, glycémique, celui du cortisol et celui des acides gras), la méthode acide-base entraîne des changements de métabolisme surprenants.

Par son apport en aliments alcalins et par son action drainante, elle permet de neutraliser et d'éliminer l'excès d'acidité dans le corps. L'insuline est alors moins sollicitée, sa sécrétion et son eficacité sont ainsi optimisées et l'organisme fonctionne mieux. Cela évite les nombreux symptômes associés à un dérèglement de l'insuline. La méthode a donc une action favorable directe sur l'équilibre glycémique en abaissant le niveau d'insuline.

Mais cette action sur les équilibres acide-base et glycémique n'est pas suffisante. S'en contenter équivaut à conduire une voiture sur deux roues : c'est possible... mais beaucoup plus périlleux que conduire une voiture sur quatre roues !

En effet, pour atteindre l'équilibre global optimal, la méthode tient compte d'autres équilibres tels que celui de la sécrétion de cortisol, l'hormone libérée en cas de stress. Le cortisol est l'une des hormones qui vous permettent de courir très vite quand vous êtes, par exemple, poursuivi par un chien enragé... Or sa sécrétion doit être contrôlée car elle peut entraîner une cascade de réactions néfastes en cas de stress chronique.

## Pour retrouver la parfaite harmonie un régime doit agir globalement

Mon expérience m'a permis d'établir une méthode de remise en forme basée sur les équilibres qui gouvernent notre corps et notre esprit. Les médecines alternatives, et en particulier la naturothérapie, ont pris une large place dans ma réflexion. J'apprécie leur approche transversale de la maladie : le patient n'est pas qu'un symptôme, c'est un être humain fait d'un corps et d'un esprit. L'observation de mes patients, les récits de leurs habitudes de vie et ma pratique de la naturothérapie m'ont persuadé qu'un grand nombre de leurs problèmes de santé reposait sur un déséquilibre du trépied : cortisol, insuline et pH. L'équilibre de ces trois éléments est interdépendant ; le déséquilibre de l'un perturbe les deux autres. Ainsi, les mesures nutritionnelles et les techniques de gestion du stress proposées par la méthode acide-base correspondent à la meilleure stratégie à mettre en place pour rétablir et préserver ces trois équilibres fondamentaux.

Certains régimes préconisent une alimentation à faible index glycémique en omettant de tenir compte du caractère acidifiant des protéines animales et du manque d'apport en fruits et végétaux alcalinisants. La perte de poids s'accompagne alors d'une déminéralisation et d'un vieillissement prématuré. Autant dire une victoire au goût amer…

Vous l'avez compris : il n'y a pas que nos mauvaises habitudes alimentaires qui entraînent un surpoids. D'autres facteurs liés au mode de vie peuvent engendrer une prise de poids : activité physique réduite, faible durée du sommeil et niveau élevé de stress. Celui-ci est dû à nos réactions face aux épisodes de la vie et dépend de la qualité de la relation entre notre monde intérieur et le monde extérieur. La naturothérapie considère que certaines habitudes néfastes à la santé et au contrôle de poids sont acidifiantes et nous éloignent de l'état métabolique optimal.

Nombreux sont ceux qui, après avoir suivi un régime, constatent une perte de poids plus ou moins rapide. Vous avez retrouvé une silhouette de rêve. Mais, au bout de quelque temps, vous déchantez : les kilos si difficiles à perdre reviennent au galop avec, parfois même, un petit supplément. Après cet échec, cause de déprime, vous vous accusez de manquer de volonté. Vous n'y êtes pourtant pas pour grand-chose : votre seule faute est d'avoir fait le choix d'un régime inadapté, alors que vous recherchiez une silhouette idéale et un poids qui soit pour vous un élément d'équilibre global ! Pour le reste, vous n'avez fait que subir le contrecoup des mauvais traitements infligés à votre organisme.

La méthode que je préconise prône une alimentation suffisamment abondante, basée sur l'équilibre acide-base et l'équilibre glycémique. Il ne s'agit pas de se priver mais de garder la sensation de satiété. Des aliments bien choisis favorisent la perte de poids et son maintien sur le long terme.

L'appétit est ainsi réduit par des mécanismes naturels et les compulsions alimentaires sont mieux contrôlées.

Rapidement, l'état général s'améliore avec le retour d'un réel bien-être et d'un regain d'énergie qui incite à bouger davantage.

Vous perdez du poids tout en gagnant un surplus d'énergie grâce à une alimentation alcalinisante et à un mode de vie combinant équilibre émotionnel et exercice physique. Plus vif sur le plan intellectuel, vous avez moins souvent faim. L'envie de sucre n'est plus qu'un lointain souvenir et votre dépendance à la nourriture s'estompe. La méthode acide-base offre des résultats rapides. En seulement quelques jours, vous allez en constater les premiers effets bénéfiques sur votre organisme et votre apparence. La perte de poids, quant à elle, est sensible en quelques semaines. C'est, en quelque sorte, une véritable cure de jeunesse qui contre les signes de l'âge !

La méthode acide-base est une méthode globale, qui profite à tout l'organisme. Elle permet de réduire les troubles du métabolisme et les symptômes qui empoisonnent la vie quotidienne. L'efficacité des aliments recommandés par la méthode dispose de bons arguments scientifiques. J'ai pu observer ses excellents résultats sur les patients atteints de problèmes cardio-vasculaires et constater son utilité dans le cadre de la prévention de maladies chroniques.

L'objectif à long terme de la méthode est de favoriser un retour de l'organisme à son équilibre de base.

**Audrey ou le leurre des régimes**

Audrey est un exemple significatif des conséquences des régimes modernes. Cette jeune femme volontaire fait partie des nombreuses personnes qui, décidées à perdre du poids, ont entrepris un régime sévère. Elle a abandonné les desserts, s'est mise à préparer tous ses plats avec de la margarine, à cuire ses omelettes dans des poêles antiadhésives, à retirer la peau des volailles, à manger des pâtes sans beurre et des pommes de terre à l'eau. Céréales et lait écrémé au petit déjeuner, blanc de poulet, salade sans huile au déjeuner, fromage blanc maigre et sorbet au dessert, rien de plus. Malgré la sensation de frustration constante et les tentations omniprésentes, Audrey a persévéré. Elle pensait que ce régime était le bon, car son entourage approuvait sa démarche. Il ne lui procurait pourtant aucune satisfaction. Il lui arrivait très souvent d'avoir faim et de rêver de plats riches et copieux. Plus inquiétant, elle n'éprouvait nullement cette sensation d'être en pleine forme supposée advenir lorsqu'on suit un régime équilibré. Pire encore, elle ne maigrissait pas de manière significative. Audrey n'était pas satisfaite : elle avait fait beaucoup d'efforts pour de bien piètres résultats.

Audrey a tout simplement été victime d'un énième régime à la mode ne tenant aucun compte de l'acidité chronique. Pour beaucoup, un régime n'est considéré comme efficace que s'il permet d'atteindre un objectif de perte de poids, d'avoir une apparence satisfaisante et de bonne santé. Suivi à la lettre, n'importe quel régime peut dans un premier temps chasser les kilos excédentaires. Mais lorsqu'un régime est déséquilibré et que l'on ne supporte plus la sensation de faim, les conséquences ne se font pas attendre !

Audrey avait tendance à diaboliser les graisses en faisant d'elles l'ennemi numéro un. Ainsi, elle se culpabilisait à chaque gramme de graisse ingéré. Pourtant, certaines graisses sont bonnes pour la santé et doivent être intégrées à nos modes d'alimentation. En effet, notre corps n'est pas capable de fabriquer tous les acides gras essentiels, notamment les oméga-3. Il faut consommer moins de graisses saturées, présentes principalement dans la viande et les produits laitiers. La consommation de ces graisses majore le risque de maladies coronariennes et d'affections chroniques. À l'inverse, les bonnes graisses mono-insaturées et poly-insaturées, présentes dans les poissons gras, l'huile d'olive, de colza, l'avocat, les amandes, les noix ont des effets protecteurs contre les maladies cardio-vasculaires, le vieillissement et favorisent l'équilibre émotionnel.

L'approche d'Audrey était trop restrictive, elle devait avant tout chercher à atteindre un bon équilibre acide-base. Elle ne savait pas que les problèmes de poids requièrent une « restauration » de l'alimentation.

Audrey n'avait pas à se priver ; il lui fallait introduire dans ses habitudes les notions essentielles de compensation et de modération.

Dans un premier temps, elle a travaillé sur sa phobie des graisses, avec succès. Lorsqu'elle a compris les effets protecteurs des oméga-3, elle s'est mise à apprécier l'huile d'olive et les poissons gras. Son nouveau programme alimentaire lui a fait découvrir de nouvelles saveurs et le moment du repas n'est plus une épreuve pour ses papilles. Audrey a appris à vivre selon la méthode acide-base et a compris que, pour qu'un régime soit efficace, il devait viser à un rééquilibrage à la fois alimentaire, physique et émotionnel.

## Les 10 points forts de la méthode acide-base

1. La MAB est une méthode souple basée sur les notions de compensation et de liberté. C'est la règle des 70/30 : 70 % d'aliments alcalinisants et 30 % d'aliments acidifiants dans votre assiette. Les aliments acidifiants sont ainsi compensés par les aliments alcalinisants.
2. Le socle de la méthode repose sur des données scientifiques rigoureuses, des bilans et des tests spécifiques.
3. L'approche transversale de la méthode aboutit à une avancée technologique novatrice en nutrition : le PRAL ou potentiel acidifiant des aliments et l'excrétion nette acide, deux éléments diagnostiques novateurs.
4. La MAB préserve l'équilibre optimal par une action métabolique sur l'équilibre acide-base, sur ceux de l'insuline, du cortisol, des minéraux et des acides gras.
5. Elle a une action préventive sur les maladies chroniques et sur le vieillissement prématuré.
6. La supplémentation nutritionnelle de la MAB est une formule spécifique par sa triple action alcalinisante, antioxydante et anti-inflammatoire.
7. La MAB met en exergue le drainage des organes d'élimination des acides (rein, poumons, intestin, peau), fondement de la naturothérapie.
8. Les exercices physiques préconisés par la MAB sont spécifiques de l'équilibre optimal acide-base.
9. La MAB exerce une action sur l'équilibre émotionnel.
10. Elle inclut une prise en charge adaptée du stress qui induit une réponse de relaxation.

# *La méthode acide-base et la performance*

## Nutrition et performances intellectuelles

La vie moderne nous impose d'être très performants.

En cas de prise de décision délicate, de surmenage ou de période difficile, l'alimentation ne suffit plus à pallier la demande d'énergie du cerveau. Un déséquilibre se met alors en place et les bénéfices de l'état métabolique optimal disparaissent.

L'approche nutritionnelle de la méthode acide-base apporte au cerveau tous les composants qui lui sont indispensables. Les aliments alcalinisants permettent la stabilisation de l'insuline. D'où la disparition des variations du taux de glucose. Les antioxydants protègent le cerveau contre les radicaux libres et les éléments toxiques comme le tabac et l'excès d'alcool. Le magnésium augmente l'énergie disponible et a surtout un effet antistress.

À l'aide d'une supplémentation en minéraux alcalinisants et en huile de poisson, la production de dopamine, encore appelée « hormone du bonheur », est accélérée, facilitant la concentration.

Cette supplémentation favorise également la libération de sérotonine, l'hormone qui apaise et aide à gérer le stress. Ainsi, en vous appuyant sur votre alimentation, vous améliorez vos capacités intellectuelles.

## Mon expérience de médecin du sport

L'exemple des sportifs est riche d'enseignements. En effet, pour réaliser des performances de pointe, ils sont en constante recherche de préparation sur les plans physique, mental et nutritionnel[1]. Cette recherche pousse nombre d'entre eux à modifier leurs habitudes alimentaires pour tenir compte des nouvelles avancées scientifiques préconisées par la méthode acide-base.

Nutritionniste et médecin du sport, j'ai parfois l'occasion de travailler au contact de sportifs de haut niveau. Tous sont à l'affût des meilleures techniques d'entraînement et des meilleures préparations afin d'optimiser leurs performances.

Or que leur est-il conseillé ? La consommation de glucides lents (pâtes, riz) avant, pendant et après la compétition. À la clé, certes, de belles performances, cependant cette consommation de céréales acidifiantes crée plus ou moins rapidement une fatigue. Plus grave, l'organisme du sportif s'acidifie insidieusement. Les adeptes de la consommation de glucides lents signent à leur insu un pacte diabolique dont ils ignorent souvent les conséquences : ils visent les performances à court terme au détriment de leur santé à long terme.

1. Gao J., Costill L. D., Horswill C. A., Park S. H., « Sodium bicarbonate ingestion improves performance in interval swimming », *Eur. J. Appl. Physiol.*, 1988, 58, p. 171-174.

Ce pacte, je l'ai un jour expliqué à mon fils Paul, lui-même sportif de haut niveau. Pour obtenir de meilleures performances dans le cadre du sport qu'il pratique de manière intensive, il a accepté de changer son approche nutritionnelle et de suivre la méthode acide-base. Les résultats ont été remarquables. Délaissant l'absorption pléthorique de glucides qui constituait son ordinaire, il a ressenti rapidement les bienfaits de la méthode en remplaçant la majorité des sucres lents qu'il consommait par des fruits frais, des jus de légumes et une quantité accrue de poisson gras. Ses en-cas étaient composés de fruits secs, de noix et d'amandes. Il a très vite constaté une augmentation de son endurance, une diminution des crampes et des douleurs musculaires et il a pu réduire ses temps de récupération. Il est désormais convaincu qu'une alimentation trop acidifiante et trop riche en glucides raffinés exerce à la longue une influence néfaste sur les performances sportives.

# *Que propose la méthode acide-base pour optimiser les performances ?*

## Limiter la perte des fluides corporels et des minéraux

Boire est une nécessité vitale pour les sportifs, car il faut à tout prix éviter la déshydratation. Faut-il le rappeler ? La soif seule est un indicateur tardif pour évaluer le réel besoin d'hydratation. L'exercice, en particulier lorsqu'il s'agit d'un sport d'endurance comme le marathon, entraîne inévitablement une transpiration abondante et la perte de minéraux essentiels. S'ils ne sont pas remplacés sous une forme appropriée, cela peut entraîner une baisse d'énergie, des crampes et des douleurs musculaires, ainsi qu'un risque accru de blessure.

Boire certes, mais boire quoi ? La perte de minéraux ne peut être compensée assez rapidement par le thé, l'eau minérale, ou un verre de jus de fruits ou de légumes. La méthode acide-base préconise donc des boissons spécifiques enrichies en minéraux alcalinisants.

## Optimiser l'alimentation

Ainsi, la méthode acide-base offre aux sportifs un réel avantage sur ceux qui croient encore au mythe des glucides, à condition de bien connaître son mode d'emploi. Le bon équilibre en glucides, lipides et protéines de la méthode acide-base offre au compétiteur des avantages immédiats. La sensation de faim est éliminée – en particulier le besoin de glucides –, car la sécrétion d'insuline reste assez stable. Par ailleurs, le tissu adipeux libère les acides gras plus rapidement. Les réserves de graisse sont ainsi mieux utilisées durant l'entraînement et les périodes de repos. Enfin, le transfert d'oxygène est accru et la fatigue musculaire s'en trouve réduite.

## Neutraliser les risques liés aux carences

La pratique du sport est excellente pour la santé, mais, en excès, elle entraîne la production d'acides et de radicaux libres, témoins néfastes de l'accélération du métabolisme.

Même si l'on suit un régime alimentaire sain, un effort intense accroît les besoins en substances nutritives essentielles (vitamines, oligoéléments et sels minéraux). Les symptômes d'un apport insuffisant en nutriments essentiels sont nombreux : crampes, contractures et risques de blessure. C'est la raison pour laquelle il est nécessaire de neutraliser ces acides et de combattre ces radicaux libres par une alimentation riche en aliments alcalinisants et en antioxydants. Ce que préconise la méthode acide-base[1].

Tous ceux qui font du sport connaissent le même problème de baisse d'énergie causée par l'hyperacidité. Il faut aussi savoir que l'activité accrue du métabolisme qui peut

1. Street D., Nielsen J. J., Bangsbo J., Juel C., « Metabolic alkalosis reduces exercise-induced acidosis and potassium accumulation in human skeletal muscle intertsitium », *J. Physiol.*, 2005, 566 (pt 2), p. 481-489.

surgir avant ou pendant une compétition, la libération des hormones du stress, la diminution de la circulation sanguine dans l'appareil digestif, le déplacement des sels minéraux des cellules vers le sang et les diarrhées liées au stress sont des facteurs qui augmentent le besoin en nutriments et en liquide.

## Améliorer la concentration et la préparation mentale

La relaxation, la méditation et les exercices de visualisation permettent aux sportifs de préparer leurs compétitions dans les meilleures conditions. C'est grâce à ces exercices qu'ils vont accroître leur concentration lors des épreuves et gérer ainsi le stress lié aux événements extérieurs.

**Jean-Pierre, ou la méthode des champions**

Autre exemple frappant de la pertinence de la méthode acide-base chez les sportifs, celui de Jean-Pierre, ex-joueur professionnel devenu entraîneur d'une équipe de football. Le sport de haut niveau lui est familier depuis son enfance et il est en permanence à l'écoute de tout ce qui pourrait améliorer le rendement de ses joueurs. Ayant entendu parler de la méthode acide-base par plusieurs sportifs que je suivais, il a voulu en savoir plus. Lui-même accusait un surpoids de 14 kilos. Comme ses confrères entraîneurs, il était un fervent adepte d'une alimentation glucidique basée principalement sur les sucres lents.

Pour résoudre son problème de poids et augmenter ses performances, je lui conseillai d'abord de tester lui-même la méthode acide-base avant de la conseiller à son équipe. D'abord sceptique, il se laissa ensuite convaincre et accepta de tenter l'expérience.

Trois semaines plus tard, les changements étaient considérables : Jean-Pierre ne souffrait plus de crampes pendant les entraînements et ses baisses d'énergie avaient disparu. Il pouvait désormais faire preuve de régularité durant l'effort et améliorer ses capacités d'endurance. Perte de poids, meilleure concentration et disparition des douleurs musculaires ont encouragé Jean-Pierre à modifier radicalement son approche de l'alimentation pour privilégier l'équilibre acide-base.

Tous les sportifs doivent le savoir : en cas d'effort intense et durable, le corps perd, avec chaque goutte de sueur, non seulement des liquides mais également des sels minéraux et des oligoéléments importants.

Pour que le métabolisme soit optimal dans ces circonstances, les acides produits par l'organisme, comme l'acide lactique, doivent être neutralisés ou éliminés. Cela est possible à condition de disposer de sels minéraux et d'oligoéléments en quantité suffisante. Si ce n'est plus le cas, un phénomène d'hyperacidité apparaît.

Ces conséquences peuvent se révéler graves chez les sportifs : les forces s'amenuisent, le risque de blessure augmente. De plus, les muscles et les ligaments, saturés d'acides sont moins aptes à l'effort, d'où l'apparition de crampes musculaires, de tensions et de contractures qui aboutissent à une baisse des performances.

La performance dépend de l'entraînement régulier du sportif mais aussi de la cohérence du régime alimentaire suivi pendant les semaines, voire les mois, précédant toute course ou toute rencontre. Ce que l'on observe chez le sportif se vérifie également pour chacun lorsque nous pratiquons des activités réclamant beaucoup d'énergie et risquant de conduire au surmenage physique.

**Benoît, la passion du tennis**

Moins bien contrôlés que les sportifs professionnels, les amateurs ont parfois des comportements imprudents, en toute inconscience.

Voici quelques années, dans le cadre de ma pratique de médecine du sport et de nutritionniste, j'ai eu l'occasion d'ausculter Benoît, un ingénieur de 48 ans qui jouait au tennis à un très bon niveau. Chaque match était pour lui un challenge, une remise en question : c'était un compétiteur dans l'âme. Sa résistance physique lors des échanges faisait de lui un bon joueur, redouté dans sa région. Pas de temps à perdre à jouer pour la détente entre amis, son seul plaisir était de gagner.

Cependant, ses performances commençaient à stagner et les matchs l'éprouvaient physiquement de plus en plus. Ultime humiliation : son fils de 18 ans venait de l'éliminer en tournoi amateur… Ne pouvant supporter cette baisse de régime, Benoît vient alors me consulter : « Je ne vaux plus rien, je suis devenu un perdant, un looser au tennis… Même les randonnées en montagne deviennent de plus en plus difficiles pour moi. J'ai l'impression d'être un fossile ! »

Lentement mais sûrement, Benoît avait pris 15 kilos en huit ans. Il n'arrivait plus à retrouver l'énergie naturelle de sa jeunesse. Sa résistance s'effritait au fil des sets et, au-delà de trois manches, il avait épuisé ses ressources. Il ne pouvait plus répondre aux smashs de ses adversaires et finissait par perdre la partie. Pire, les crampes qu'il ressentait pendant certains matchs le faisaient parfois abandonner. Ce problème de surpoids l'avait rendu moins rapide sur le court, les amortis étaient de plus en plus difficiles à aller chercher et il se fatiguait plus vite. Or Benoît était intimement convaincu qu'il devait consommer énormément de féculents pour avoir de l'énergie. Étant donné son esprit de compétition, je n'ai eu aucune difficulté à le motiver pour suivre la méthode acide-base, en lui garantissant qu'il retrouverait son niveau.

Sur mes conseils, il a modéré sa consommation de féculents. Il a découvert les céréales à grains entiers, les pâtes semi-complètes et le pain complet qu'il a appris à associer aux fruits et aux légumes. Je lui ai également prescrit des compléments nutritionnels. Puis je l'ai orienté vers la pratique d'exercices de relaxation et de visualisation afin d'améliorer sa précision de jeu. Aujourd'hui, beaucoup de sportifs de haut niveau, d'hommes d'affaires et de personnes ayant besoin de réaliser des performances ont recours à la visualisation et à la répétition mentale. Ces méthodes permettent d'atteindre les objectifs visés et d'harmoniser la relation entre le corps et l'esprit, favorable à la réussite.

Benoît s'est rapidement senti en meilleure forme, il contrôlait mieux ses revers et retrouvait son énergie d'autrefois. Les principes nutritionnels de la méthode lui ont permis d'atteindre rapidement l'équilibre optimal. Il a trouvé une harmonie et une concentration qu'il n'avait jamais connues auparavant.

Aujourd'hui, les matchs contre son fils sont beaucoup plus serrés, même s'il avoue à demi-mot que ce dernier finit toujours par gagner… Mais il admet en souriant que trente années d'écart peuvent faire une petite différence.

QUATRIÈME PARTIE

# Les maladies liées à une alimentation acidifiante

# *Les maladies de civilisation*

Si vous souffrez régulièrement de fatigue, de surpoids ou d'une maladie dite « de civilisation », comme le diabète, ayez le réflexe de vous demander si votre alimentation est acidifiante.

Les hommes sont peut-être égaux devant la loi, mais pas face aux caractéristiques métaboliques. La qualité des nutriments et des micronutriments reçus par les cellules influe aussi bien sur le bon fonctionnement de notre organisme que sur son éventuel dérèglement au cours du vieillissement en fonction du métabolisme de chacun.

Les acides générés par une alimentation mal adaptée s'accumulent dans les tissus sans être totalement neutralisés ni éliminés. Ils amplifient le degré d'acidité de l'organisme, entraînant des troubles à plus ou moins long terme. Ajoutez à cela une mauvaise gestion des émotions et vous obtiendrez une équation dont le résultat se traduira par des problèmes de santé ou une prise de poids.

## De l'excès d'insuline au diabète

Les personnes en surpoids et les obèses réagissent mal à l'action de l'insuline : on appelle cela la résistance à l'insuline. Les glucides déclenchent une production accrue d'insuline que le corps n'est plus capable d'utiliser correctement. L'organisme réagit alors en produisant encore plus d'insuline et devient une terrible « machine à produire de la graisse ». Il est au seuil du diabète de type 2, véritable fléau résultant de l'alimentation occidentale et dont la progression est alarmante.

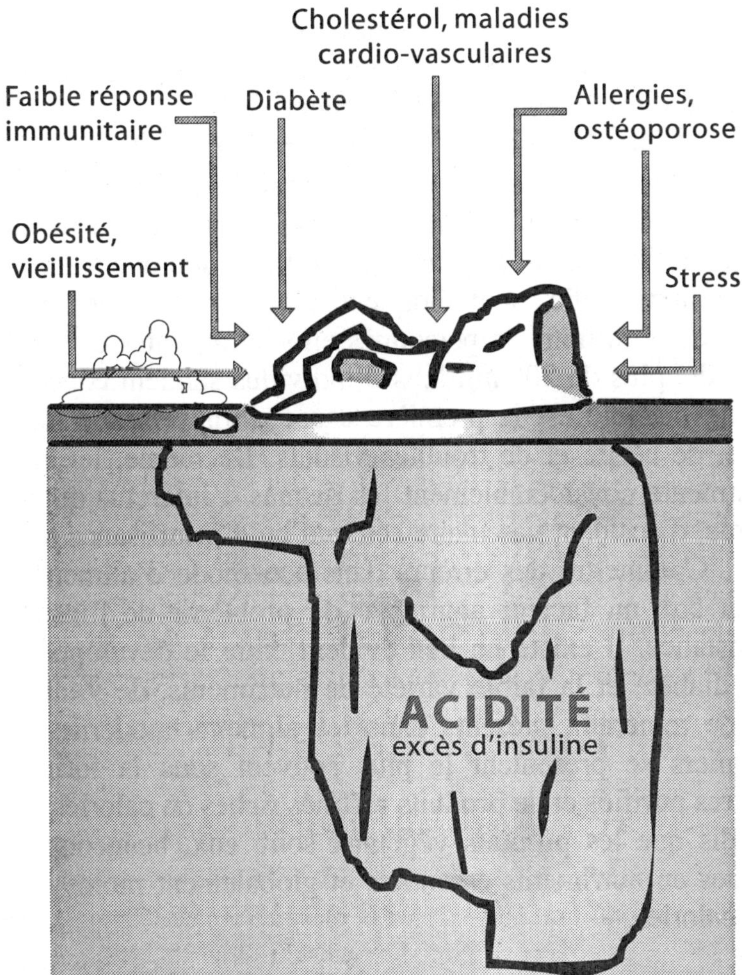


L'Iceberg

On a longtemps cru que plusieurs années de déviation métabolique étaient nécessaires avant que ce type de diabète apparaisse. Une conviction que vient démentir la réalité contemporaine : des personnes de plus en plus jeunes (y compris de moins de 20 ans) sont atteintes de diabète. La brusque augmentation de ce mal dans un très grand nombre de pays, notamment chez les populations migrantes habituées à des nourritures rustiques, est fortement liée à l'occidentalisation des modes de vie, à l'industrialisation de la production alimentaire et à la sédentarité.

Le diabète est une maladie grave qui non seulement accroît les risques de maladies cardio-vasculaires, mais entraîne des effets à long terme sur les yeux, les reins, le système nerveux et la peau. Les chiffres, quoique méconnus du grand public, sont éloquents : aujourd'hui, en France, plus de 3 millions de personnes en sont atteintes et, dans le monde, plus de 200 millions d'individus seraient concernés. Cette maladie est la première cause d'impuissance masculine, de cécité et de troubles visuels. De même, le diabète augmente considérablement les risques d'infarctus du myocarde, d'accident vasculaire cérébral ou d'insuffisance rénale.

Commettre des erreurs dans son mode d'alimentation peut être un facteur aggravant du problème de l'insulinorésistance. Il existe un lien évident entre le développement du diabète et la faible variété de nutriments, de vitamines et de minéraux présents dans les aliments modernes. Ces derniers se présentent le plus souvent sous la forme de sucres purifiés et de produits raffinés riches en calories vides tandis que les produits végétaux sont, eux, beaucoup plus riches en nutriments essentiels et globalement moins riches en calories.

### ➤ *Comment lutter*

L'entrée progressive dans la méthode acide-base favorise l'apprentissage, le rééquilibrage et la mise en place de nouvelles habitudes alimentaires qui deviendront progressivement des automatismes.

D'une manière générale, il faut éviter de faire subir à l'organisme un « stress glycémique ». Il convient de stopper les sécrétions exagérées d'insuline et de rétablir l'équilibre glycémique.

La priorité de tout traitement est de réguler le niveau d'insuline, facteur d'apparition de la graisse abdominale et des kilos supplémentaires. Comment ? Par un apport raisonné et équilibré en protéines et en glucides à chaque repas, afin de stabiliser le taux de glucose dans le sang au cours des quatre à six heures suivantes. Agir ainsi évite l'afflux brutal de sucre dans le sang, donc les pics d'insuline productrice de tissu graisseux.

Les glucides consommés doivent provenir essentiellement de fruits et de légumes à faible index glycémique (voir tableau p. 314) qui favorisent une réduction calorique naturelle, sans provoquer de pulsion de faim. Sans oublier le rôle favorable de l'apport en protéines maigres, en bons acides gras et la pratique d'une activité physique régulière.

J'ai conscience de l'effort que réclame ma méthode. Notre époque nous habitue plutôt à céder à la facilité qu'à faire preuve de discipline et d'exigence. Les aliments prêts à être consommés, souvent trop riches en sucre, représentent effectivement un mode d'alimentation facile et rapide. Ils ont d'ailleurs été conçus et produits dans cet esprit.

Il nous reste souvent « un peu de place » après le dîner pour une part de tarte, une boule de glace (certains prétendent même qu'elle aide à la digestion) ou un carré de chocolat, mais jamais pour un morceau de blanc de poulet ou des légumes. Il est en effet très difficile de manger de la nourriture saine et naturelle en excès. Les protéines que je vous recommande comblent la faim rapidement et donnent une sensation de satiété.

Si vous dînez de deux morceaux de blanc de poulet, il ne vous viendra pas à l'esprit d'en reprendre deux par pure gourmandise. Mais qu'en est-il lorsqu'il s'agit de deux parts de pizza ou de bouchées salées à grignoter à l'apéritif ?

Gérald vous dira que leur goût est irrésistible... Il vous dira aussi que cette saveur est un piège. Voici comment il est parvenu à cette conclusion.

### ➤ *Un diabète équilibré et un bien-être retrouvé*

**Gérald ou les montagnes russes alimentaires**

« C'est à 35 ans que mon médecin m'a déclaré que j'avais un diabète de type 2. C'était il y a plus de vingt ans. Durant toutes ces années, j'ai fini par m'habituer aux symptômes de la maladie : fatigue, énervement, prise de poids... »

Après une terrible période marquée par le décès de son père et la perte de son emploi, Gérald décida de reprendre son destin en main. Il ne voulait pas être encore plus malade, avec le stress et l'âge. Trois ans auparavant, sa mère était décédée des complications du diabète. Il en connaissait l'évolution et savait donc qu'une alimentation correcte pouvait lui éviter le pire. Il savait aussi qu'une mauvaise alimentation ne pourrait qu'accélérer l'évolution de la maladie...

Effectivement, le diabète de type 2, maladie diabétique la plus répandue, aboutit à des complications sévères. Il apparaît progressivement et évolue à bas bruit pendant plusieurs années avant de se déclarer. Il est insidieux comme les maladies du cœur et l'hypertension artérielle. On le découvre la plupart du temps après une prise de poids ou un simple bilan sanguin de routine. Ce dérèglement métabolique se présente sous forme de cercle vicieux dont l'une des étapes essentielles est la résistance à l'insuline. Chez les personnes ayant des antécédents familiaux, la résistance à l'insuline a tendance à se manifester facilement en présence d'une surconsommation d'aliments raffinés.

> « J'avais, poursuit Gérald, entendu parler de la méthode acide-base par un ami. N'ayant rien à perdre, j'ai décidé de tenter ma chance. Il a fallu que je réapprenne à me nourrir tout en évitant la sensation de faim. Le grignotage entre les repas a rapidement disparu. Bien sûr, il a fallu que j'en fasse des efforts, pour lutter contre mes vieilles habitudes ! À l'apéritif, j'avais du mal à résister aux chips croustillantes, aux cacahuètes ainsi qu'aux tapas ruisselantes de sauces mexicaines. Et j'avais autant de mal à avaler des légumes, qui ne m'intéressaient pas : je n'en mangeais presque jamais, pas plus que du poisson. »

Avec la méthode, Gérald s'est donc obligé à diversifier les aliments consommés pendant les repas et la régularité des en-cas a stabilisé sa glycémie. Il a bien fait de réagir car il dormait mal à cause des douleurs et des picotements dans les jambes. En plus, il prenait du poids et avait dû changer tous ses pantalons !

Quand il a vu que ses symptômes s'estompaient, il est passé aux cures de drainage. Quel soulagement ! Dès la première phase de détoxination, il a ressenti un bien-être général. La prise de poids a aussitôt été stoppée. Se sentant comme un jeune homme, il se remit au vélo alors qu'il n'avait plus touché un guidon depuis dix ans ! Aujourd'hui, il me confie son impression d'avoir changé de peau. Il a perdu 19 kilos, ainsi que ses poignées d'amour. Son taux de cholestérol a diminué, il voit mieux et se lève en pleine forme le matin. Sa femme et lui multiplient les randonnées à vélo à la campagne. Gérald a finalement pris goût aux légumes frais, au poisson et aux fruits. Pour lui, la méthode acide-base a agi comme un miracle : « C'est comme si j'avais dix ans de moins. »

# *Les maladies cardio-vasculaires*

L'alimentation actuelle, à teneur élevée en glucides raffinés et à teneur réduite en acides gras peut entraîner des problèmes cardiaques, surtout pour les personnes génétiquement prédisposées à réagir aux glucides (par une production élevée d'insuline).

## Naissance d'une vocation

Quand j'étais enfant, en me dissimulant dans un coin du cabinet de mon père, je vis un jour un patient artéritique à qui l'on devait couper la jambe. Cet événement me marqua profondément. Tout comme mes années d'internat où défilaient en réanimation tant de victimes d'accidents cardiaques. Plus tard, dans ma blouse de médecin du SAMU, ce furent ces moments d'une incroyable intensité où je devais redonner vie à des patients qui avaient fait un infarctus. Médecin hospitalier, j'ai été très rapidement confronté en direct aux crises cardiaques.

Riche de toutes ces expériences, je me suis retrouvé presque naturellement à apporter, quand je le pouvais, un complément de soins aux traitements prodigués par mon père, cardiologue. Je devais apprendre aux patients à gérer avec précision leurs problèmes de poids, de cholestérol ou de diabète et à réguler leur activité physique. C'est ainsi que je me suis consacré à la prévention cardio-vasculaire.

En réalisant que l'un des principaux facteurs des maladies cardio-vasculaires était le surpoids, il s'est imposé à moi que la notion d'équilibre acide-base était fondamentale.

## Agir sur les facteurs de risque grâce à la méthode acide-base

L'augmentation des maladies cardio-vasculaires a conduit les chercheurs à comparer les modes de vie dans différents pays. Ils ont conclu de leur enquête que les populations qui consomment des fruits et des légumes en plus grande quantité sont moins exposées aux maladies cardio-vasculaires et au diabète.

Une alimentation alcalinisante est non seulement bénéfique pour le taux de cholestérol et le taux de sucre, mais elle participe également à la régulation du surpoids. Cholestérol, diabète, surpoids et hypertension artérielle sont quatre des facteurs essentiels de risque cardio-vasculaire.

Les recommandations de la MAB agissent directement sur ces facteurs de risque. Dans le cadre des maladies de civilisation, un écart de régime prolongé conduit souvent à une rechute. Grands et petits maux réapparaissent, notamment le surpoids et le cholestérol, qui se hâtent de transformer votre silhouette et de fatiguer votre cœur.

**Pierre ou le choix du changement**

Pierre en sait quelque chose. En cinq ans, il a appris à faire la différence entre les bienfaits de la MAB et le retour aux anciennes et mauvaises habitudes.

À 57 ans, ce promoteur immobilier travaillait sans relâche seize heures par jour à surveiller ses différents chantiers à Marrakech. Un métier stressant car les travaux prenaient souvent du retard. Il avait du mal à tenir ce rythme frénétique, fréquentant les meilleures tables de la ville avec ses clients et, à certains moments, il envisageait même de vendre son affaire. Pierre souffrait d'hypertension artérielle, souvent accompagnée d'une sensation d'étouffement. Pour préserver sa santé, il était prêt à prendre toutes les mesures nécessaires.

Après avoir suivi pendant six mois la méthode acide-base, Pierre avait perdu 25 kilos et sa glycémie à jeun s'était stabilisée. Ne ressentant plus le besoin de prendre de médicament contre l'hypertension artérielle, il répétait à qui voulait l'entendre qu'il lui semblait avoir rajeuni de vingt ans. Mais, un an plus tard, ne pouvant résister à la saveur de certains mets locaux, il se mit à manger à nouveau du pain en quantité, des pastillas, des plats en sauce, le tout arrosé de quelques verres de vin et d'apéritif. Il avait donc fait une sérieuse entorse à la méthode.

J'ai cessé de voir Pierre pendant plus de deux ans, période au cours de laquelle il a repris tout le poids qu'il avait perdu. Il a dû aussi reprendre des médicaments contre l'hypertension, qu'il avait stoppés de lui-même. Un jour, au cours d'un vol Paris-Marrakech, il ressentit une très forte douleur au thorax. Dès l'atterrissage, on le transporta d'urgence à l'hôpital où il a frôlé la mort. Deux semaines plus tard, il était de nouveau dans mon cabinet.

J'ai conseillé à Pierre de reprendre la méthode acide-base. Bien sûr, je lui ai aussi recommandé d'éviter tout exercice physique intense pendant quelque temps, de ralentir son rythme de vie et de retrouver les habitudes du style de vie acide-base qu'il avait négligées.

Très affaibli par son accident cardio-vasculaire, Pierre se faisait conduire à mon cabinet par sa femme. Six semaines seulement après avoir suivi de nouveau les principes de la méthode acide-base, il avait retrouvé une bonne partie de son énergie. Deux mois plus tard, il conduisait lui-même sa voiture et marchait seul du parking au cabinet médical.

Aujourd'hui, à 62 ans, Pierre suit fidèlement son programme alimentaire et se montre beaucoup plus attentif à sa santé qu'auparavant. Il a retrouvé vigueur et force morale. Il a mis en place un programme d'activités lui permettant de réduire son stress et de mieux apprécier la vie : bricolage, jardinage et golf... Pratiqué régulièrement, ce sport constitue l'une des meilleures prises en charge naturelles du cœur et des artères et un bon moyen d'éliminer le stress. Celui-ci est géré par la pratique d'une activité sportive régulière, la prise d'aliments riches en acides gras oméga-3, tels que les poissons gras, et en minéraux, tels que les fruits, les légumes et les eaux minérales. La relaxation, la respiration et l'expression créative recommandées par la MAB sont aussi d'excellents régulateurs du stress.

L'évolution de Pierre a été remarquable, il a perdu 24 kilos et ses analyses sanguines montrent une amélioration notable. Il sait qu'il l'a échappé belle.

### ➤ *La prise de conscience, premier pas vers la guérison*

La plupart des patients qui cherchent à guérir sont ceux qui ont pris conscience qu'ils devaient modifier radicalement leur manière de vivre : envisager un nouveau rapport au travail, un nouveau rythme de vie, changer leurs habitudes alimentaires et s'ouvrir à de nouvelles relations.

Les patients qui ont entrepris ces changements considèrent avec le recul que ces étapes étaient nécessaires à leur maturation, même si les changements profonds sont parfois difficiles à mettre en place.

La maladie agit comme un déclencheur de prise de conscience de problèmes et de conflits refoulés. Pierre, lorsqu'il a choisi de suivre la MAB, n'avait sans doute pas suffisamment conscience de son impact réel sur la santé. L'infarctus a été pour lui un signal d'alarme.

Ainsi, parallèlement à son alimentation trop acidifiante, le stress engendré par la vie professionnelle de Pierre était un facteur de risque cardio-vasculaire très important, à présent bien jugulé par les principes de gestion du stress de la méthode acide-base.

**Samuel et la « protection génétique »**

Lors de mes multiples voyages, j'ai eu l'occasion de croiser des gens de tous horizons et de toutes cultures. Une rencontre m'a particulièrement marqué : celle de Samuel, un Brésilien avec qui j'ai sympathisé à Saõ Paulo. Samuel descend d'une longue lignée de centenaires. Son père et son grand-père sont, par exemple, tous les deux morts à l'âge de 103 ans. Sûr de la qualité de ses gènes, Samuel percevait comme une évidence le fait qu'il vivrait longtemps lui aussi.

Il négligeait un détail : ses parents et ses ancêtres se nourrissaient presque exclusivement de poisson frais, de lait de coco et de plats à base de légumes cuisinés traditionnels (haricots verts et en grains, fruits frais, bananes plantain, manioc, aliments riches en fibres...). Samuel, lui, vit à une époque où les mœurs culinaires en provenance des États-Unis ont conquis les pays d'Amérique du Sud, si bien que son alimentation est plutôt composée de produits de type *fast-food*, de boissons sucrées et de desserts...

À 56 ans, Samuel souffrait d'une angine de poitrine. Pour accompagner son traitement, je lui ai recommandé de revoir son mode de vie et de changer de régime. Mais, ancré dans ses habitudes, il n'a rien voulu savoir et a finalement dû subir une opération du cœur.

Quelques semaines plus tard, ses douleurs ayant diminué, il se crut guéri. En réalité, le répit fut de courte durée. Un jour, alors qu'il dînait avec des amis, il a ressenti une douleur violente sur le côté gauche de son thorax. Il s'est senti défaillir et a cru pendant un instant que tout était fini : adieu Saõ Paulo, les plages, la samba, le soleil du Brésil... Il venait de vivre la peur de sa vie.

Rendu lucide par sa mésaventure, Samuel a consenti à prêter une oreille attentive à mes conseils, au point de faire le voyage jusqu'à mon cabinet parisien. Il était fermement décidé à en finir avec le risque d'infarctus, sans pour autant renoncer aux plaisirs de la fête…

Il a fallu des heures de discussion pour le convaincre que son état de santé était préoccupant. C'était devenu une question de vie ou de mort. Samuel devait prendre conscience que le grand âge de ses ancêtres était lié à un autre mode de vie que le sien, sans stress, ni pollution, ni surconsommation alimentaire.

Malgré tout, Samuel se croyait toujours protégé par son héritage génétique. Il ne voulait rien changer à son mode de vie, espérant simplement un traitement efficace ne nécessitant aucun effort de sa part.

J'ai dû réaliser avec lui un travail de fond sur ses croyances et ses habitudes alimentaires qui dataient de vingt-cinq ans au moins !

Samuel a fourni de gros efforts pour changer en profondeur son comportement alimentaire et résister aux tentations. Il a été suivi régulièrement et les résultats de ses analyses sanguines étaient en amélioration constante. Preuve, s'il en fallait, que ce type de situation est bel et bien réversible.

Aujourd'hui, on peut dire que Samuel va bien. Il a réussi à adopter un nouveau mode de vie et à stopper la progression de son angine de poitrine. La méthode acide-base lui a été bénéfique et lui a permis d'effectuer les changements nécessaires pour son souhait le plus cher : « vivre en rajeunissant ». Nous nous voyons à chacune de ses visites à Paris, souvent autour d'une table de restaurant où je peux constater qu'il n'a rien perdu de sa joie de vivre et a su conserver son sourire… « J'ai encore quarante ans à vivre, n'est-ce pas formidable ? », répète-t-il, heureux, à qui veut l'entendre.

# *Le stress ou les tensions nerveuses chroniques*

La plupart de mes patients se disent stressés par leur vie quotidienne. Le stress est présent dans tous les domaines de la vie : au travail, à la maison, dans nos rapports avec les autres. Il est également présent dans notre assiette, lorsque notre alimentation est mal choisie ou utilisée pour combler ce stress.

**Comment Claire a vaincu son stress et retrouvé son équilibre**

En apparence, tout semblait réussir à Claire : agent de change de 29 ans à la Bourse de Paris, elle occupait le poste de ses rêves et disposait des moyens pour subvenir à tous ses désirs… Excepté que Claire était, en réalité, au bout du rouleau.

Victime d'insomnie, elle se retrouvait la nuit scotchée devant *Bloomberg*, la chaîne de télévision de la finance – conscience professionnelle oblige. Ses autres symptômes ? Une certaine obsession pour les détails, une addiction à son téléphone portable dont elle ne se séparait jamais, même pour dormir, et un besoin inextinguible d'être toujours présente pour répondre aux besoins de ses proches, ce qui l'épuisait.

Elle était sujette à des crises d'angoisse, avec leur lot de symptômes déplaisants : tachycardie, nausées, sensation d'étouffement… Lors de la première crise, elle s'était rendue aux urgences d'un hôpital. On lui avait alors appris qu'elle n'avait rien de grave :

juste une attaque de panique. Pour l'en guérir, le médecin lui avait prescrit un tranquillisant.

En plus du stress dû au manque de sommeil et à son hyperactivité, Claire se plaignait d'une accumulation de graisse qu'elle jugeait inesthétique, en particulier au niveau de l'abdomen. Son travail très prenant l'obligeait à déjeuner de sandwichs ou de plats préparés en boulangerie (quiches, pâtes feuilletées, etc.) et à boire six ou sept tasses de café par jour. Le soir, elle n'avait pas le temps de cuisiner, pas plus que de profiter de la salle de gymnastique de son immeuble, qui avait pourtant influencé son choix pour cet appartement. Malgré plusieurs tentatives (inscriptions aux cours, rendez-vous avec un professeur privé...), elle n'avait jamais vraiment réussi à se motiver.

Tout a changé le jour où Claire, fermement décidée à perdre du poids, s'est orientée vers la méthode acide-base qui, dans son approche globale, tenait également compte de son stress. Sur mes conseils, elle a appris à dissocier son temps de travail et sa pause déjeuner en y consacrant plus d'attention et de temps. Elle a vite constaté qu'elle avait enfin trouvé la méthode efficace pour retrouver sa ligne et gérer son stress, d'une manière cohérente avec son emploi du temps. Elle travaillait désormais plus efficacement et plus rapidement.

Motivée par ces premiers résultats, Claire a enfin pris l'habitude de se rendre trois fois par semaine à la salle de gymnastique. Cette activité s'est également avérée très bénéfique, faisant baisser son niveau de stress et son acidité.

Enfin, pour mieux se « déconnecter » de sa journée de travail, Claire pratique le soir la relaxation et la méditation. Elle se sert de l'agenda de la méthode comme guide d'accompagnement. C'est devenu son outil de motivation préféré, son tableau de bord. Je lui ai également conseillé un certain nombre d'activités sociales pour rompre l'isolement dans lequel elle s'était réfugiée.

Quel enseignement tirer de l'histoire de Claire ? Les stress répétés à longueur de journée, de semaine ou d'année ont des conséquences dévastatrices sur l'organisme, notamment la consommation chronique d'aliments industrialisés et raffinés. C'est en rééquilibrant son alimentation que Claire a enfin pu retrouver son dynamisme d'autrefois.

## L'acidité et le stress

Le stress a des effets différents sur chacun d'entre nous. Si certains le surmontent facilement, d'autres éprouvent davantage de difficultés à contrôler leurs réactions. Autant que les techniques de relaxation, l'alimentation peut jouer un rôle essentiel pour les y aider.

Comment le stress nous affecte-t-il ? Les réactions de stress déclenchent en nous une cascade de modifications. Cette « surstimulation » interne génère des substances acides, à l'origine de symptômes tels que la fatigue, l'irritabilité, les troubles digestifs, les douleurs diffuses et des troubles du comportement alimentaire souvent cause d'une prise de poids.

Il est vrai que le stress déclenche des réactions utiles et efficaces en cas d'agression, par exemple la fuite ou le combat qui sont des réflexes de survie, néanmoins l'organisme supporte mal la répétition de ces réactions, mobilisatrices d'énergie et génératrices d'acidité.

Ainsi, tout stress provoque dans l'organisme une décharge d'hormones appelées hormones de stress, parmi lequelles le cortisol. Un stress modéré et chronique accroît la résistance à l'insuline, favorisant ainsi le diabète et provoquant des fringales. Il est plus dangereux qu'un stress aigu de brève durée.

Ce stress chronique accélère le vieillissement car il puise dans notre énergie en induisant des réactions hormonales de survie, déclenchant des réactions en chaîne jusqu'à l'échelon intime de nos cellules.

De même que nos émotions affectent notre bien-être psychologique, notre alimentation exerce une influence sur nos émotions. Or l'inverse est également vrai : lorsque nous sommes déprimés ou stressés, nous avons envie de nous « caler » avec des aliments de réconfort, caloriques, riches en sucres et en graisses : chocolat, pizzas, biscuits, etc. Ces aliments apaisent provisoirement nos émotions en augmentant le glucose sanguin. Mais que se passe-t-il ensuite ? L'insuline monte en flèche, ce qui entraîne une chute aussi vertigineuse du taux de sucre sanguin et une fringale. De ce fait, notre organisme doit sécréter une plus grande quantité de cortisol afin de procurer au cerveau tout le glucose dont il a besoin. Cette augmentation de la production de cortisol intensifie l'état anxieux et stimule le besoin d'aliments à haute teneur glucidique. Vous consommerez alors encore plus d'aliments de réconfort et déclencherez ainsi une acidification, une cascade de réactions hormonales et une accélération du vieillissement. Quant à votre état dépressif, il n'en sera qu'accentué.

En cas de fatigue, de surmenage, nous sommes souvent tentés de consommer du café, du thé, des boissons à base de cola, des sucreries qui provoquent un pic d'énergie euphorisante. Cette stimulation est superficielle car en réalité ces produits favorisent les réactions de stress et nous font entrer dans un cercle vicieux.

## Gérer le stress avec la méthode acide-base

La MAB permet de gérer le stress par l'apport d'un supplément de minéraux essentiels, de vitamines et de citrates alcalins. Elle préconise également la prise de doses élevées d'huile de poisson riche en oméga-3. Il y a régulation du stress par stabilisation du taux d'insuline.

Cette stratégie nutritionnelle est associée aux techniques de gestion du stress. L'exercice physique régulier tient une place importante dans la réduction du stress et de l'anxiété (voir parties 6 et 7, p. 253 et 295).

### ➤ *Quand anxiété se conjugue avec addiction*

Souvent, l'anxiété se dévoile à travers le comportement de la personne qui en souffre.

**Évelyne, la faim de vivre**

Il y a quelques mois, j'ai reçu en consultation Évelyne, une romancière d'une quarantaine d'années. Elle se plaignait des 15 kilos qu'elle traînait comme un fardeau depuis plusieurs années. Comme je la sentais très stressée, je lui ai posé des questions sur sa vie. Cela faisait six mois qu'elle était divorcée et cette séparation lui avait fait perdre toute confiance en elle. Ses kilos superflus n'arrangeaient rien ; complexée, elle s'était repliée sur elle-même, et passait de nombreuses heures à surfer sur Internet pour trouver des solutions à ses troubles nutritionnels. Elle espérait occulter sa boulimie avec son succès professionnel. Évelyne utilisait tous les subterfuges possibles pour cacher ses rondeurs. En vain. Son aspect physique continuait de la désespérer. L'édifice, en apparence solide, s'écroulait. Selon elle, seule la nourriture lui donnait la force de faire face. Sa vie était une succession de périodes de contrôle et de dérapage, durant lesquelles alternaient des sentiments de culpabilité et de récompense. Tout cela engendrait davantage de stress.

Pour rompre son isolement social, je lui ai conseillé d'aller consulter un psychologue qui pourrait l'aider à s'apprécier de nouveau. Je l'ai également informée des dangers de la dépendance à Internet et lui ai demandé d'oublier ce faux ami qu'était son ordinateur pour le remplacer par une heure de marche quotidienne afin de se distraire et d'évacuer le stress.

La solitude avait fait perdre à Évelyne le goût de cuisiner. Quand elle ne se nourrissait pas de plats préparés, elle grignotait surtout des sucreries ou des biscuits salés à longueur de journée. Je lui ai expliqué que le soutien psychologique était une première étape vers sa reprise en main. Puis, en suivant les principes de la méthode acide-base, elle pourrait perdre du poids et se sentirait mieux dans sa peau.

Évelyne a accepté de reconnaître sa vulnérabilité et son besoin de dialogue.

Ses débuts ont été prometteurs : elle a appris peu à peu à mettre un terme à sa relation obsessionnelle avec la nourriture.

Pour régler son problème de poids, elle devait d'abord comprendre que ses compulsions alimentaires étaient les manifestations de son angoisse et de son incapacité à supporter les frustrations et le stress. Manger semblait éloigner le stress tout en l'aidant à y faire face. Elle devait apprendre à ressentir ses émotions et trouver d'autres moyens de se détendre face aux tensions de la vie quotidienne. Les principes de prise en charge émotionnelle de la méthode lui furent d'un grand secours. Angoisse, travail et nourriture peuvent être intimement liés. J'ai expliqué à Évelyne que des excès réguliers d'aliments raffinés, de sucres et d'aliments acidifiants pouvaient créer une dépendance de même niveau que l'addiction aux drogues.

Comme pour toute personne souffrant d'addiction et de troubles de la nutrition, la reconnaissance de ses problèmes et l'acceptation d'une aide ont constitué pour Évelyne les éléments essentiels de sa prise en charge. La méthode acide-base, n'est pas uniquement un régime, mais plutôt un mode de vie. Cela lui a donné davantage de possibilités pour opérer les changements nécessaires à son bien-être.

### ➤ *Du stress au diabète*

Mode de vie moderne
(manque de sommeil, surmenage professionnel,
fatigue morale, etc.)

↓

Sécrétion des hormones du stress

↓

Hyperglycémie
(augmentation du taux de sucre dans le sang)

↓

Sécrétion d'insuline
Source des fringales

↓

Résistance à l'insuline
en cas de stress chronique
avec des agressions quotidiennes répétées

↓

Diabète

# *Les maladies du déséquilibre acide-base*

La méthode acide-base est un programme de contrôle de la santé et du vieillissement qui permet à chacun d'exploiter au mieux son potentiel vital. Les bienfaits de l'équilibre qu'elle prône sont désormais connus et confirmés par les recherches les plus récentes. Plus de 250 études épidémiologiques ont démontré que les consommateurs de fruits et légumes en grande quantité, aliments prioritaires de la méthode, présentaient moins de risque de développer des maladies chroniques.

## L'ostéoporose

Avec l'âge, nous perdons des minéraux osseux. Cette déminéralisation est le signe précurseur de l'ostéoporose. Fractures et tassements de vertèbres sont le lot commun des personnes atteintes de cette maladie. Une banale chute peut avoir des conséquences physiques sévères aux répercussions morales largement constatées. On se sent inévitablement vieilli.

### ➤ *La densité osseuse diminue avec l'âge*

La dégradation des os est l'un des premiers signes de l'ostéoporose, problème majeur de santé publique. Cette maladie chronique associe une réduction de la densité osseuse et une dégradation de l'architecture du squelette à l'origine de fractures, notamment au niveau du col du fémur et des vertèbres.

En cas d'agression acide répétée, le corps va puiser dans les réserves minérales du squelette pour restaurer son équilibre acide-base. Victime numéro un, le calcium, principale substance minérale des os. Mais aussi le magnésium, le potassium et les phosphates, convoqués pour neutraliser les acides et agir en tant que tampons. Le calcium est, en quelque sorte, détaché de la surface des os par l'acide.

Ce pillage en règle des richesses minérales du corps s'appelle la déminéralisation. Les minéraux étant acteurs de la structure des os, ceux-ci vont peu à peu se désagréger et favoriser le développement d'une maladie chronique : l'ostéoporose[1]. Le squelette joue donc un rôle dans l'équilibre acide-base. Dès la quarantaine, la capacité d'élimination des acides par les reins diminue ; l'os libère alors du calcium pour tamponner le surplus d'acides. Ainsi, il se produit une élimination accrue du calcium par les urines.

La maîtrise de l'équilibre acide-base est donc un atout remarquable pour la prévention de la perte osseuse, d'où l'intérêt d'associer en de justes proportions aliments alcalinisants et aliments acidifiants lorsque nous composons nos repas.

---

1. Bushinsky D. A., Frick K. K., « The effects of acid on bone », *Curr. Opin. Nephrol. Hypertens.*, 2000, 9, p. 369-379.

Plus que le calcium apporté par l'alimentation, c'est l'équilibre alimentaire qui est essentiel pour prévenir l'ostéoporose. L'équilibre acide-base repose sur une bonne répartition des différentes catégories d'aliments, avec un retour en grâce des fruits et légumes alcalinisants, protecteurs par leurs micronutriments spécifiques. En respectant le ratio proposé par la méthode acide-base, soit 70 % d'aliments alcalinisants pour 30 % d'aliments acidifiants dans votre assiette, vous serez à l'abri des pertes de calcium.

De plus, l'exercice physique recommandé par la méthode joue également un rôle préventif sur la déminéralisation.

### ➤ *Où trouver le calcium ?*

Jusqu'à présent, on s'est beaucoup intéressé dans la prévention de l'ostéoporose aux apports en calcium dans l'alimentation, en se focalisant sur les produits laitiers, riches en calcium. Or c'est justement dans les pays producteurs et consommateurs de produits laitiers que l'on trouve le plus grand nombre de personnes ayant souffert d'une fracture de la hanche, alors que les enquêtes épidémiologiques ont révélé une moindre incidence de ces fractures dans le pourtour méditerranéen. Comment s'explique cette surprenante protection osseuse des gens du Sud ? Il semble bien que le mode d'alimentation relativement pauvre en protéines d'origine animale et riche en végétaux en soit la raison.

La consommation recommandée d'une grande proportion de produits laitiers dans la prévention de l'ostéoporose et des fractures osseuses est aujourd'hui controversée, car la consommation de deux ou trois verres de lait n'a pas d'incidence positive sur la réduction desdites fractures.

D'autres études ont démontré que les femmes qui consommaient chaque jour une grande quantité de protéines animales couraient un plus grand risque de se fracturer les os que les femmes qui en prenaient moins. Ainsi, une étude américaine portant sur plusieurs milliers de cas (*Nurses Health Study*) a montré que les femmes consommant plus de 95 g de protéines par jour se cassaient plus souvent le poignet que celles dont l'apport quotidien de protéines était inférieur à 68 g.

### ➤ *Des végétaux contre l'arthrose et autres maladies articulaires*

Grâce à leurs effets préventif et curatif, les fruits et les légumes sont de précieux et indispensables auxiliaires dans la lutte contre l'arthrose, une maladie qui peut se révéler très handicapante. Les végétaux alcalinisants sont également chargés en substances protectrices, les polyphénols. Par leur action anti-inflammatoire, ces derniers participent à l'intégrité du squelette. C'est le cas de la quercétine de l'oignon et de la vitamine C. Une autre vitamine, la vitamine K, que l'on trouve surtout dans le chou, les épinards et le persil joue un rôle dans la minéralisation de l'os.

**Stéphanie ou les douleurs des os soulagées**

Docteur en histoire de l'art et en archéologie du Moyen-Orient, région du monde où elle réside, Stéphanie, âgée de 48 ans, donne des conférences dans toute l'Europe et publie régulièrement des articles dans des revues spécialisées. Pour extraire les pièces archéologiques, elle a besoin de toute l'habileté de ses mains. Passionnée par son métier, Stéphanie conserve un tempérament optimiste en dépit de la perte progressive de son habileté manuelle au cours des années, en raison de douleurs osseuses.

« Cela a commencé il y a environ huit ans, raconte-t-elle. J'ai ressenti une raideur dans les mains, en particulier le matin. Je pouvais toujours les bouger, mais je souffrais beaucoup. Je me suis alors souvenue de mes tantes qui avaient toutes de l'arthrose et je n'ai pu m'empêcher de penser à une malédiction génétique. »

Le handicap lié à cette douleur s'est fait de plus en plus aigu. Ses recherches sur les chantiers, ainsi que l'écriture d'articles et l'utilisation de l'ordinateur lui étaient devenues des tâches pénibles, réclamant d'importants efforts.

Lors d'une consultation de routine, je lui ai parlé de la méthode acide-base comme moyen de soulager ses douleurs articulaires. Elle a décidé immédiatement de faire l'essai.

Son alimentation était relativement équilibrée… À ce détail près qu'elle conservait quelques mauvaises habitudes acidifiantes, comme manger de la viande rouge au cours de la plupart des repas. Elle avait en outre un petit faible pour les gâteaux accompagnés de thé à la menthe très sucré qu'elle buvait à longueur de journée. Ne connaissant pas de problème de poids, elle estimait pouvoir consommer toutes sortes d'aliments. Cependant elle ignorait que les produits raffinés et industrialisés sont acidifiants pour l'organisme et contribuent à l'apparition des rhumatismes et au vieillissement prématuré. L'hérédité de Stéphanie aidant, ces facteurs avaient favorisé le déclenchement de ses douleurs articulaires.

Stéphanie ne connaissait rien aux médecines naturelles mais son tempérament optimiste l'encouragea à tenter cette nouvelle approche.

Comment traiter les douleurs de Stéphanie ? On pouvait obtenir une amélioration sensible des symptômes en modifiant son régime alimentaire et ses activités. Pour ralentir l'inflammation, je lui ai tout d'abord conseillé d'entreprendre une cure végétale de soupes et de jus de légumes frais. Stéphanie devait aussi supprimer temporairement les aliments à base de farine blanche, les produits laitiers ainsi que les graisses saturées, et consommer plus de poissons gras riches en oméga-3. En complément, je lui conseillai une formule antioxydante. L'effet de la cure fut renforcé par des draineurs. Toutes ces mesures ont eu le mérite de réalcaliniser son milieu articulaire. Stéphanie prit l'habitude de boire, deux fois par jour, des jus de fruits frais en alternance avec des jus frais de tomate, céleri, épinard et carotte.

Parallèlement aux conseils d'hygiène alimentaire, je lui ai prescrit des citrates alcalins en comprimés tout en lui recommandant d'« huiler » ses articulations chaque matin par la pratique de petits exercices. Les progrès n'ont pas tardé à se faire sentir.
Aujourd'hui, Stéphanie se sent mieux aussi bien lors des fouilles archéologiques que durant ses travaux de rédaction. Elle a retrouvé la précision de ses mouvements et les douleurs ont presque totalement disparu.
Les douleurs articulaires peuvent être atténuées par des approches naturelles complémentaires. Les changements nutritionnels recommandés par la méthode se sont montrés efficaces. L'optimisme de Stéphanie et la mise en place de méthodes de relaxation ont favorisé une rémission rapide de ses symptômes.

**Carole en déséquilibre acide-base**

Tout phénomène complexe exige une réponse à la mesure de sa complexité. J'ai compris, en m'informant des troubles dont souffrait Carole, qu'il fallait s'attaquer à son déséquilibre sur plusieurs fronts. Cette femme élégante de 65 ans, à l'allure délicate, m'était adressée par son gynécologue.
Adepte de la randonnée pédestre, Carole se sentait, après chaque sortie, brisée intérieurement et ressentait le poids des années. C'est dans un état de fatigue et de pessimisme avancés que je l'ai reçue en consultation pour la première fois. Elle se plaignait de fréquentes douleurs dans le bas du dos et aux genoux qui la gênaient dans ses activités. À la vue des résultats de ses radiographies et de sa densitométrie osseuse, son rhumatologue lui avait prescrit un traitement contre l'ostéoporose qu'elle avait mal toléré, puis finalement abandonné.
En outre, depuis sa ménopause, Carole avait pris 8 kilos dont elle voulait absolument se débarrasser. Ses douleurs chroniques et cette soudaine prise de poids la déprimaient. Elle se sentait vieille.
Carole avait toujours pensé être à l'abri du risque d'ostéoporose. Elle faisait régulièrement de la gymnastique et consommait des

produits laitiers à chaque repas. Mon interrogatoire a révélé des habitudes alimentaires néfastes : outre les fromages, elle mangeait surtout de la viande rouge – steaks, entrecôtes et rôtis accompagnés de pommes de terre rissolées. Lorsqu'elle était déprimée, elle restait des jours à ne consommer que des laitages et des yaourts. Elle dînait souvent tard dans la soirée.

Vivant assez loin de la ville, elle marchait très peu et se faisait livrer ses courses à domicile. Le reste du temps, elle se déplaçait exclusivement en voiture. Elle était incontestablement en déséquilibre acide-base. Je lui ai donc proposé de changer ses habitudes alimentaires et de débuter une activité physique.

En accord avec son rhumatologue, j'ai mis en place une stratégie basée sur la méthode acide-base. Je lui ai conseillé de trouver un club de gymnastique douce, d'acheter un trampoline et de se mettre au yoga, tout en modifiant son alimentation selon les principes de la méthode.

Les résultats ne tardèrent pas à se faire sentir. Carole retrouva un certain bien-être et, tous les matins, elle pratiquait dix minutes de minitrampoline, ce qui la mettait immédiatement de bonne humeur. Un an plus tard, sa densitométrie osseuse présentait une amélioration et ses symptômes s'étaient estompés. Les activités en groupe (gymnastique et yoga) l'ont aussi aidée à surmonter son état dépressif en la sortant de son isolement social.

La maladie ostéoporotique atteint en priorité les femmes de plus de 50 ans et 50 % des femmes de plus de 75 ans, car il s'agit d'une perte osseuse graduelle et insidieuse qui accompagne généralement le vieillissement. Elle est le plus souvent consécutive à une carence en hormones (les œstrogènes), liée à la ménopause. Les autres causes peuvent être une activité sportive trop intense ou une restriction alimentaire trop sévère.

À tout âge, l'activité physique participe au maintien de l'équilibre osseux. Une immobilisation, même transitoire, peut atteindre 10 % du capital osseux en quelques semaines. Cette perte osseuse est toutefois réversible après quelques mois de reprise d'une activité physique.

## L'acidité douloureuse

Une surproduction d'acides entraîne l'apparition de douleurs. Normalement, le surplus d'acides est compensé par les systèmes tampons, mais, dans un organisme en excès d'acidité, ce processus ne se fait pas convenablement.

**Thomas et les douleurs lombaires**

Thomas, jeune homme sportif, en sait quelque chose. Brutalement confronté à des symptômes invalidants et angoissants – des douleurs lombaires aiguës –, il a essayé différentes thérapies. En vain. Jusqu'au jour où les citrates alcalins l'ont libéré de ses maux…

Les premiers problèmes de dos de Thomas sont apparus alors qu'il était âgé de 23 ans. Les douleurs furent aussi violentes que soudaines, sans aucun symptôme avant-coureur. Il s'est retrouvé du jour au lendemain cloué au lit, quasiment incapable de marcher. Il ne pouvait plus pratiquer le football, ni s'entraîner dans la salle de musculation, activités qui occupaient son temps quatre à cinq fois par semaine. Cette invalidité subite l'a paniqué. Puis, dix jours après cette crise, tout est mystérieusement redevenu normal.

Au moment de ce premier épisode de douleurs lombaires, Thomas sortait d'une période d'examens. Il avait enchaîné les nuits de révision tout en se refusant à manquer le moindre entraînement de football, dans la perspective de participer à un match. Autant dire que, pour lui, se nourrir correctement passait au second plan. Afin de calmer sa faim, il grignotait toutes sortes d'aliments : chips, bonbons, snacks salés et sucrés, hot-dogs, hamburgers, céréales soufflées, etc. Sans oublier les assiettes de charcuterie accompagnées de baguettes beurrées, un de ses mets favoris. Il raffolait aussi du comté et du parmesan, des fromages riches en matières grasses. Sa mère ne lui avait-elle pas toujours conseillé d'en manger pour accroître ses apports en calcium ?

Si l'on regarde de près ce régime alimentaire, que constate-t-on ? Thomas mangeait principalement des aliments hyperacidifiants et sucrés, sans aucune compensation alcalinisante. Comme nombre d'étudiants, il ne pensait pas à se nourrir de fruits et négligeait les légumes trop difficiles à préparer et trop fades à son goût. Quant au poisson, il l'abhorrait. Quoi qu'il en soit, il ne pouvait imaginer qu'il puisse y avoir un lien entre sa façon de se nourrir et ses douleurs.

L'épisode des douleurs lombaires oublié, Thomas reprit son rythme de vie « normal » et ses mauvaises habitudes alimentaires. Arriva ce qui devait arriver. Deux ans plus tard, il subissait une nouvelle crise. Elle était due, selon lui, à des efforts intenses pendant ses entraînements de football. Il n'avait pas totalement tort, ses articulations et sa colonne vertébrale étaient en effet soumises à des chocs violents. Cette fois, la douleur s'était fait sentir jusqu'à la jambe droite. Elle était tellement forte qu'il dut consulter un médecin du sport. Thomas prit des antalgiques et suivit des séances de kinésithérapie. En vain : la situation ne fit qu'empirer. On lui conseilla alors de s'orienter vers un chirurgien orthopédiste. Son diagnostic fut sans appel : si aucune amélioration n'était constatée au cours du mois suivant, l'opération deviendrait inévitable.

Notre première rencontre eut lieu à cette période. Ses douleurs devenaient de plus en plus insupportables : « Je me réveille en larmes au milieu de la nuit », m'avoua-t-il. Il était également très angoissé à l'idée d'une opération et de ses conséquences éventuelles sur sa pratique sportive. Quand je lui expliquai que l'origine de son mal provenait d'une pratique du sport excessive, il acquiesça. En revanche, lorsque je lui dis que son alimentation était trop acidifiante, il se montra sceptique. « Je ne vois pas le rapport ! », s'exclama-t-il. Pour le convaincre, je citai des cas de patients qui avaient réussi à se débarrasser de douleurs semblables grâce, entre autres, à des changements notables dans leurs habitudes alimentaires.

Je lui proposai aussi des séances d'acupuncture au laser, une version « moderne » de l'acupuncture qui combine les techniques réflexes et la biophysique pour équilibrer les fonctions de l'organisme et dynamiser le métabolisme.

Sa prise en charge a débuté par une prise quotidienne de citrates alcalins car il fallait obtenir une baisse rapide de l'acidité. À sa grande surprise, Thomas ne ressentit aucune gêne à supprimer progressivement certains aliments. Pour la première fois, il appréciait le goût des légumes et la nouvelle sensation de légèreté qui suivait ses repas. Puis, petit à petit, nous avons réintroduit toutes les catégories d'aliments.

Thomas constata bientôt que sa douleur se manifestait différemment. Désormais, elle apparaissait au petit matin pour diminuer au fil de la journée, jusqu'à devenir insignifiante le soir. Six semaines plus tard, elle avait totalement disparu.

Aujourd'hui, Thomas a définitivement adopté les principes alimentaires de la MAB. Il a aussi modifié son entraînement sportif et alterne le football et la natation qui a un effet bénéfique sur le stress et la souplesse articulaire. Ses douleurs lombaires ne sont désormais plus qu'un mauvais souvenir.

La meilleure façon de bénéficier de tout le potentiel alcalinisant des minéraux est de consommer les fruits et les légumes crus, en mettant systématiquement au menu de chaque repas une salade, des crudités ou des légumes marinés. Jus de légumes et jus de fruits frais sont également recommandés.

Le professeur Jürgen Vormann a démontré que des apports complémentaires de substances alcalinisantes, comme des citrates alcalins, administrés aux personnes souffrant du dos apportaient une amélioration nette et durable de leur état[1]. Une alimentation alcalinisante participe activement et rapidement au rétablissement du tissu conjonctif ; ce qui témoigne de l'action efficace de la méthode acide-base sur les douleurs dorsales et sur la mobilité corporelle.

Dans le cas de Thomas, ses douleurs lombaires provenaient d'une inflammation du tissu conjonctif. Présent dans toutes les parties du corps, ce dernier permet d'assurer la cohésion des cellules et des organes. Il exerce une fonction importante de transport des substances nécessaires au métabolisme (oxygène, nutriments, acides, bases, etc.) vers les cellules et inversement. Son rôle est essentiel car il sert de filtre, de dépôt et de tampon pour les acides.

En cas d'hyperacidité, le tissu conjonctif perd son élasticité et n'assure plus correctement sa fonction de filtre. Les déchets, notamment acides, ne sont plus éliminés assez rapidement et les cellules sont mal approvisionnées en nutriments. Ce qui entraîne l'irruption de nombreux symptômes et maladies – durcissement musculaire, rhumatismes, etc.

La dégradation du tissu conjonctif et des fibres musculaires consécutive à l'hyperacidité se manifeste souvent au niveau du dos. Cela aboutit à la mise en tension des muscles qui supportent la colonne vertébrale. Dès lors, ils ne peuvent plus assurer convenablement la solidité et la souplesse de la colonne vertébrale, d'où un mal de dos chronique.

Un rééquilibrage de longue durée du métabolisme acide-base devient nécessaire pour assainir la situation et diminuer les troubles chroniques.

1. Vormann J., « La supplémentation par des sels minéraux basiques atténue les symptômes des lombalgies chroniques », *J. Trace Elem. Med. Biol.*, 2001, 15, p. 179-183.

## Rhumatismes, arthrites et arthrose

Le phénomène est identique dans les cas de rhumatismes et d'arthrites. L'excès d'acide empêche l'eau de se fixer correctement dans les articulations altérant leur souplesse. Il en résulte d'abord une dégradation, une inflammation et une déformation des tissus entraînant des douleurs rhumatismales. À terme, les tendons et les ligaments finissent par être atteints.

Seule une nourriture basée sur les principes de la méthode acide-base lutte efficacement contre ces maux.

Comme le démontre une étude récente, un changement alimentaire et une supplémentation en minéraux alcalinisants réduisent les inflammations articulaires et les douleurs liées à l'arthrite rhumatoïde[1].

Ces résultats permettent alors de diminuer les doses de médicaments contre les douleurs et leurs effets indésirables. Des recherches ont aussi montré qu'une alimentation équilibrée en acides et en bases favorisait la production d'endorphines, hormones naturelles antidouleur naturellement présentes dans le corps.

## Les troubles digestifs

Quand je vous parle d'acidité, il est probable que vous pensiez spontanément aux troubles digestifs ou aux brûlures d'estomac. Voici une autre grande catégorie de maladies

1. Vormann J., Cseuz R., Bender T., « Alkaline mineral supplementation for patients with rheumatoid arthritis », *Rheumatology*, 2005, 44 (supplément 1), p. 179.

liées à nos comportements alimentaires et au stress. Qui d'entre nous n'a jamais ressenti ces dérangements intestinaux à la veille d'un examen ou d'une compétition ?

Depuis toujours, les médecines complémentaires expliquent que la santé ou le bien-être trouvent leurs origines dans l'intestin. Beaucoup d'influx nerveux touchent le système gastro-intestinal, particulièrement sensible au stress.

La digestion se fait en milieu acide dans l'estomac, dont le rôle est de sécréter cette acidité alors que le pancréas compense cette acidité en sécrétant des substances alcalines. Il est également établi que l'intestin est un organe de protection immunitaire majeur, chaque portion de ce long tuyau ayant un pH spécifique. Notre capacité à résister aux maladies est étroitement liée à l'état de notre flore intestinale. En effet, les bactéries qui composent la flore intestinale ont besoin du pH optimal de la partie du tube digestif où elles se trouvent. Lorsque notre alimentation est essentiellement acidifiante, nos bactéries protectrices meurent et laissent proliférer des agents pathogènes, tels que les champignons ou les levures. Cette invasion est à l'origine de troubles chroniques comme les diarrhées, les douleurs et les ballonnements.

L'équilibre acide-base ne peut exister sans un intestin et une flore intestinale en bonne santé. Cet équilibre requiert des changements alimentaires qui reposent aussi bien sur la qualité des aliments que leur bonne association. Pour préserver la flore intestinale, la méthode recommande une activation de l'émonctoire (ou organe d'élimination) intestinal, une alimentation riche en fibres, une hydratation suffisante, un programme d'activités physiques et de relaxation.

# La fatigue et les migraines à répétition

J'ai regroupé ces deux maux car ils ont souvent la même origine : l'épuisement de l'organisme. Cet état survient lorsque les systèmes tampons sont trop sollicités, provoquant une rétention des déchets acides. Fatigue et maux de tête sont particulièrement fréquents chez les patients qui consomment trop d'aliments raffinés et de protéines animales, notamment lors de régimes à base de protéines.

**Carine : quand un mal peut en cacher un autre**

Il y a quelques années j'ai reçu en consultation une jeune femme de 33 ans, qui se plaignait de fatigue et de migraines. Depuis son adolescence, elle avait essayé plusieurs traitements qui s'étaient avérés inefficaces, ce qui avait rendu ses études scolaires et universitaires très pénibles. Ses migraines la clouaient au lit et elle ne supportait alors ni lumière ni bruit.

Lorsque je l'ai reçue, Carine venait de donner naissance à une petite fille, après une grossesse très difficile. Son gynécologue avait diagnostiqué une tension artérielle trop élevée qui n'avait pas diminué après l'accouchement.

Au bord des larmes, elle me décrivit en détail tous les traitements qu'elle avait essayés : antalgiques, acupuncture, homéopathie, psychothérapie... Aujourd'hui, elle se sentait coupable de ne plus pouvoir allaiter son bébé de trois mois et de ne pas être en forme suffisante pour s'occuper de lui. Elle se disait totalement dépassée par les événements.

Je l'ai écoutée avec beaucoup d'attention et lui ai demandé de me décrire précisément ses habitudes alimentaires et son mode de vie. Elle me confia que, se sentant épuisée, elle n'avait plus aucun appétit. L'examen clinique confirma qu'elle était trop maigre et que sa tension était effectivement au-dessous de la normale.

Pour sortir de cette spirale – migraine, manque de sommeil, perte d'appétit, épuisement général, culpabilité envers son bébé –, j'expliquai à Carine le lien entre tous ces facteurs dont l'origine était en grande partie due à une sous-alimentation chronique. Tenant compte du fait qu'elle n'avait plus d'appétit, il fallait donc réintroduire progressivement des habitudes alimentaires perdues, essentielles à l'amélioration de sa santé. Pour renforcer les effets de la prescription alimentaire, je lui recommandai la relaxation profonde et la pratique d'exercices respiratoires, une des meilleures formes d'exercices que je connaisse pour lutter contre le stress et l'épuisement.

Comme elle ne s'alimentait pas suffisamment, Carine était en acidose latente. En effet, un régime permanent à basses calories, voire une sous-alimentation chronique, telle que l'anorexie, entraîne vers une acidose métabolique latente. Pourquoi ? Des résidus acides se forment par décomposition des graisses résultant de la carence alimentaire.

## Les complications musculaires

Si les systèmes tampons interviennent pour maintenir un pH constant dans l'organisme, ils ne sont pas toujours suffisants.

Un excès d'acidité chronique va donc obliger l'organisme, pour éliminer les acides, à puiser dans ses réserves musculaires, d'où une perte musculaire appelée sarcopénie. Celle-ci correspond à la diminution de la masse musculaire, la graisse prenant le pas sur le muscle. La fonte du muscle rend la personne vulnérable, favorise les chutes, et contribue ainsi au processus de vieillissement. Afin d'éviter ces maux, l'association harmonieuse d'une activité physique et d'une alimentation équilibrée est recommandée.

## La beauté de la peau, reflet de l'équilibre acide-base

La peau est un organe vulnérable à l'acidose métabolique latente. Son aspect est un indice de l'état général de l'organisme.

L'acidité peut, dans certains cas, provoquer des problèmes cutanés comme un teint terne, une peau réactive ou trop sensible. Les maladies de l'épiderme qui rendent la peau sèche et squameuse, notamment l'eczéma, la dermatite et le psoriasis, apparaissent souvent sur un terrain perturbé comme on peut le constater dans un état d'acidose latente.

La surcharge en acides dans l'organisme entraîne une mauvaise fixation de l'eau et une perte d'élasticité du tissu sous-cutané ; de ce fait l'évacuation des acides est rendue plus difficile. Cet état inflammatoire favorise la formation de la cellulite. Trop d'acidité use l'organisme et accélère le processus de vieillissement cutané.

### ➤ *Préserver la peau des agressions du temps*

La beauté de la peau est le reflet de ce que l'on mange. Lorsque l'équilibre entre les aliments acides et les aliments basiques n'est pas respecté, l'organisme puise naturellement dans ses réserves de sels minéraux. Or les minéraux stimulent et revitalisent la peau en profondeur, prévenant ainsi l'apparition des rides.

L'approche nutritionnelle acide-base et sa supplémentation riche en minéraux et en antioxydants (apportés par une alimentation équilibrée, riche en fruits, légumes, poissons et huiles de poisson, huiles de colza ou d'olive) inversent le processus de stockage des graisses, et entraînent une meilleure irrigation des tissus.

En complément, il convient de respecter quelques règles d'hygiène de vie indispensables :

- S'alimenter selon les principes de la méthode en privilégiant fruits et légumes.
- Boire environ deux litres d'eau par jour.
- Ne pas s'exposer au soleil sans protection.
- Éviter ou mieux encore arrêter de fumer car le tabac exerce une action néfaste sur la microcirculation en réduisant le flux sanguin.
- Enfin, suivre des cures de désacidification, comme le préconise la méthode (p. 200), qu  contribuent à neutraliser et à éliminer les acides.

Les traitements externes de la peau renforcent l'efficacité de la méthode acide-base. Prévenir le vieillissement de la peau, c'est tout d'abord empêcher son dessèchement. Les crèmes de soin équilibrantes améliorent son aspect en la rendant plus souple et élastique et luttent efficacement contre l'apparition des rides.

Les cosmétiques, bien que compléments indispensables à une bonne hydratation des couches supérieures de l'épiderme, ne suffisent pas à eux seuls, à constituer une stratégie antivieillissement. Le vieillissement de la peau doit être combattu autant de l'intérieur que de l'extérieur. Il s'agit d'offrir à la peau une combinaison de plusieurs nutriments pour satisfaire son besoin d'oligoéléments. Les plus efficaces pour l'épiderme sont le calcium et le magnésium qui favorisent la synthèse du collagène, le zinc qui régule la séborrhée, et le manganèse qui protège de l'agression des radicaux libres et des poussées inflammatoires.

L'apparence de la peau est un indice de l'âge, mais aussi un signe de l'état général de l'organisme. Nous pouvons tous citer des personnes qui paraissent plus que leur âge et d'autres moins. Cela démontre que nous pouvons avoir une action sur notre apparence en agissant sur la peau grâce à notre alimentation. La méthode acide-base peut aussi se définir comme une « alimentation santé » de la peau.

**Hélène, un cas de vieillissement prématuré**

À 57 ans, Hélène est une journaliste-pigiste fatiguée et déprimée. La multiplication des rides sur son visage et l'apparition de poches sous les yeux, l'état de ses ongles et ses cheveux devenus cassants concouraient à briser son moral. Non seulement elle se sentait vieille, mais elle se disait fragile et en permanence lasse et léthargique. Hélène était d'autant plus démoralisée que la peau de ses bras avait perdu son élasticité, ce qui l'obligeait à les dissimuler sous des manches longues. Elle regardait avec regret les jolis bustiers qu'elle aimait tant porter autrefois. Comment à 57 ans, pouvait-elle ressentir si fortement les effets de l'âge ?

Lorsque je l'interrogeai, Hélène m'expliqua qu'elle menait une vie parfaitement sédentaire, travaillant devant son ordinateur tard dans la nuit en s'aidant de café noir, dont elle abusait. De surcroît, elle fumait un paquet de cigarettes par jour.

Son alimentation était totalement déséquilibrée. Elle cherchait à contrôler son poids et ne mangeait que des plats préparés allégés à 0 % de matières grasses, des substituts de repas ou des biscuits de régime. Elle détestait faire la cuisine, estimant que c'était une perte de temps.

L'examen clinique révéla un vieillissement prématuré de la peau qui était très relâchée, fine, presque translucide, parsemée de taches brunes et de rides très prononcées. Dès l'interrogatoire, j'ai diagnostiqué une acidose latente qui avait des répercussions sur sa vitalité, sa peau, ses cheveux, ses ongles et ses muscles. Hélène subissait les conséquences de la sarcopénie, consécutive à sa vie sédentaire et à une alimentation trop acidifiante.

Là encore, l'acidité était en cause. Mon premier geste fut de proposer à Hélène une désacidification afin de compenser son ali-

mentation trop riche en graisses saturées et en produits raffinés.
La cure végétale est une étape essentielle de la méthode acide-base. Elle assure un bon nettoyage intestinal, la régulation du transit et le soulagement des fonctions du foie et des reins. Par ailleurs, je lui ai prescrit des citrates alcalins et des revitalisants basiques pour rétablir rapidement son équilibre acide-base. Parallèlement à ce traitement interne, je lui ai suggéré d'appliquer chaque soir sur sa peau une crème cosmétique reminéralisante.
Il n'existe pas de traitement curatif permettant de retrouver ses muscles d'antan ; cependant, un programme de musculation, comme celui que nous recommandons (p. 306), prévient ce phénomène et aide à recouvrer une partie de la masse musculaire.
La MAB a permis à Hélène de faire la transition entre une alimentation déséquilibrée et une approche nutritionnelle plus saine. En quelques jours, elle a retrouvé du dynamisme et son teint s'est amélioré. Aujourd'hui son bien-être tant physique que psychologique se lit dans son regard plein de vitalité.

# *Le processus de vieillissement prématuré*

C'est en cherchant à établir une relation entre la nutrition et la longévité que j'ai réalisé qu'il y avait une connexion évidente entre acidité et vieillissement. Passionné par la recherche sur l'équilibre optimal en tant que facteur de jeunesse, j'ai travaillé à mettre au point une méthode qui peut aider à ralentir les effets du vieillissement.

Si les hommes ne naissent pas tous beaux, ils naissent tous riches. Riches d'un trésor inestimable : leurs réserves en sels minéraux. Comme tous les trésors, on le cache tant bien que mal. Où ? Un peu partout. Dans nos cheveux et notre cuir chevelu, dans nos ongles, dans notre peau, dans les os, les cartilages… Ces réserves de minéraux sont les piliers de notre santé et de notre beauté. Encore faut-il qu'elles demeurent entières. Pour cela, il faut éviter de les solliciter en permanence pour neutraliser les acides.

Plus l'homme avance en âge, plus les réserves de sels minéraux et d'oligoéléments dont il regorgeait à la naissance se vident. Dans le même temps, le processus de corrosion s'accélère. À ces critères naturels s'ajoutent des facteurs d'accélération du vieillissement que l'homme a la possibilité de réduire, voire de supprimer : tabac, mauvaises habitudes de sommeil, rythme de vie irrégulier, alimentation trop riche, manque d'exercice physique, stress, etc.

Grâce à son approche complémentaire de la médecine classique, la méthode acide-base enrichit les traitements de prévention du vieillissement. Elle considère l'alimentation comme un traitement préventif à part entière et la santé comme un système global où l'on met sur le même plan bien-être physique, psychique et émotionnel.

Il est vrai que la longévité a nettement progressé en Occident grâce aux avancées de la médecine, mais bien souvent la vieillesse est vécue dans de mauvaises conditions. Celle-ci affecte l'ensemble de nos organes et de nos tissus : la peau s'amincit, les muscles s'atrophient, les articulations se raidissent, la capacité pulmonaire diminue, la vue et l'ouïe deviennent défaillantes, les artères sont indurées et le cerveau fonctionne plus lentement. Cette « usure » a pour conséquences une plus grande fatigabilité et une baisse des performances physiques et mentales

## Les centenaires : secrets d'assiette…

S'il est certain que nous sommes génétiquement programmés pour nous acheminer vers la vieillesse, il n'en demeure pas moins que cette ultime étape de la vie peut être vécue harmonieusement, en maintenant une bonne forme physique et psychique. Des exemples dans certaines régions du monde l'attestent et ne cessent d'étonner les observateurs et les scientifiques. Ainsi, les habitants d'Okinawa, dans l'archipel japonais, et, plus près de nous, les habitants de l'île grecque de Symi ou du village italien de Campodimele appliquent, sans le savoir, les grands principes préconisés par la MAB. Leur mode de vie et leur alimentation leur réussissent si bien qu'on dénombre une grande proportion

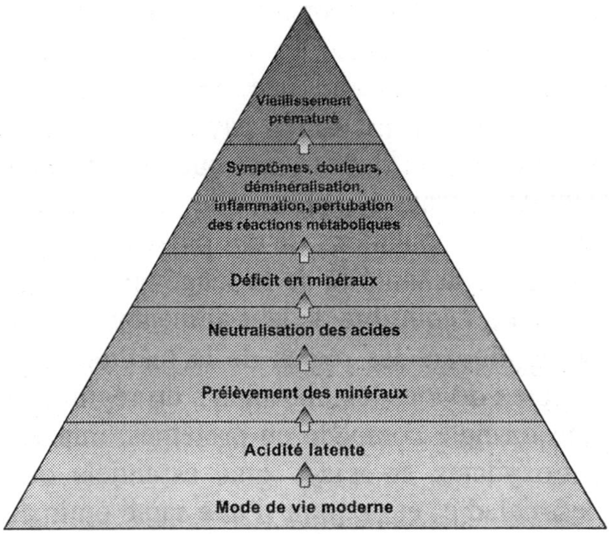


Pyramide du vieillissement

de nonagénaires et de centenaires. Malgré leur grand âge, ces personnes sont rarement malades, percluses de douleurs ou déprimées. On pourrait les nommer de « vieux jeunes » qui restent actifs, vigoureux et qui dégagent une grande sérénité.

Cette longévité est due à une alimentation équilibrée autant qu'à un mode de vie et un environnement sains. Ces populations consomment des produits frais et naturels. Elles mangent exactement ce dont le corps a besoin. Leur régime alimentaire, riche en nutriments et en antioxydants, reste pauvre en calories comparé à leurs dépenses physiques. Les fruits et les légumes frais sont largement représentés – de 500 grammes à 1 kilo par jour. Souvent consommés crus, leurs nutriments sont préservés. La viande et les laitages sont plus rares dans leur assiette ; la part belle est faite aux protéines végétales (lentilles, haricots secs, etc.). Enfin, les bonnes graisses sont à l'honneur : poisson gras, graines, oléagineux.

Des études ont montré que, si les habitants de ces régions vont vivre dans d'autres pays et abandonnent leurs habitudes alimentaires saines ainsi que leur rythme de vie, ils souffrent des mêmes symptômes de vieillissement prématuré, propres aux populations de ces pays.

Le secret de la santé et de la longévité des centenaires tient avant tout à l'équilibre de leur alimentation et à leur vie active. En appliquant les règles de la méthode acide-base, vous disposerez de tous les nutriments du régime des centenaires : une formule complète en protéines, minéraux, vitamines, antioxydants et acides gras essentiels qui permet d'éviter les maladies et de jouir d'une santé optimale.

# *Mangez-vous trop « acide » ?*

## Le PRAL : un outil de diagnostic novateur

Vous allez bénéficier d'un formidable instrument de mesure de l'acidité.

Le PRAL (de l'anglais *Potential Renal Acid Load*) est un outil révolutionnaire en nutrition[1,2]. Il offre plusieurs avantages. Tout d'abord, il permet d'établir un diagnostic précis en mesurant la charge acide potentielle des aliments : à savoir leur effet acidifiant ou alcalinisant sur l'organisme. Le PRAL a été mis au point par des scientifiques. Son utilisation est simple : lors de la composition des repas : il suffit de se référer aux chiffres donnés par le tableau p. 152. Ce tableau est fondamental dans notre méthode, car il constitue un moyen pratique de mettre en application la notion de balance acide-base.

On l'a compris : plus le PRAL est élevé, plus l'aliment est acidifiant. Au-dessous de zéro, les aliments sont alcalinisants ; au-dessus, ils sont acidifiants.

1. Remer T., Manz F., « Potential renal acid load of foods and its influence on urine pH », *Am. J. Clin. Nutr.*, 1995, 95, p. 791-797.
2. Remer T., « Influence of diet on acid-base balance », *Semin. Dial.*, 2000, 13, p. 221-226.

## Comment se mesure le PRAL ?

Le PRAL, mesuré en unité milliéquivalent (mEq) pour 100 g d'aliments, a été déterminé scientifiquement par l'analyse des urines.

Les chiffres positifs révèlent un excès d'acidité, les chiffres négatifs indiquent un excès d'alcalinité. Les fromages, la viande et les céréales sont très acidifiants.

Les deux familles d'aliments alcalinisants sont les fruits et les légumes grâce notamment à leur forte teneur en minéraux alcalins.

(Voir tableaux p. 152 et p. 157.)

Quelques exemples :

- L'ananas présente un PRAL de – 2,7. Il s'agit donc d'un fruit qui laisse un léger résidu alcalin.
- La carotte présente un PRAL de – 4,9. Ce légume laisse donc un plus grand résidu alcalin que l'ananas. D'autres légumes laissent un résidu alcalin intéressant : les épinards sont à – 14, le céleri à – 5, le chou-fleur à – 4.
- Les pâtes laissent un résidu de + 6,5. Il s'agit donc d'un aliment à résidu acide.
- Parmi les aliments à résidu acide, la viande de bœuf est à + 7,8. La dinde est à + 9,9 ; elle laisse donc un résidu plus acide que le bœuf. Le hareng est à + 7 ; la truite à + 8,0 ; le poulet à + 8,7 ; le veau à + 9.
- Les fromages sont également des aliments qui laissent un résidu acide. Le camembert à + 14,6 ; le gruyère à + 19,2 ; le parmesan à + 34,2.
- L'œuf entier à est + 8,2, le jaune d'œuf à + 23,4 et le blanc d'œuf à + 1,1.

• Les céréales laissent aussi un résidu acide. Les flocons d'avoine sont à + 10,7 ; le riz complet à + 10,5 ; les corn-flakes à + 6 ; le pain de seigle à + 4,1.
• Les légumineuses laissent un léger résidu acide. Les lentilles, par exemple, sont à + 3,5.
• Les noix laissent également un résidu acide se situant à + 6,8.
• Les fruits et les légumes produisent un résidu alcalin. Ce sont les fruits séchés qui laissent le plus important résidu alcalin. Ainsi, le raisin sec a un résidu alcalin de – 21. Pour que l'alimentation fournisse des résidus alcalins intéressants, il faut consommer de bonnes quantités de fruits et légumes tout en réduisant parallèlement sa consommation de viande, de fromage et de céréales.

Il convient toutefois de pondérer les résultats du PRAL, car il s'agit de quantités d'acides ou d'alcalins produites pour 100 g d'aliments. Or nous consommons rarement cette quantité exacte d'un aliment donné. D'où la notion de charge acide qui correspond à la quantité d'acide produite pour une portion d'aliment. Par exemple, 300 g de viande seront très acidifiants, alors que ce n'est pas une portion énorme. Pour compenser cette acidité, il faudra consommer beaucoup de légumes et de fruits.

Vous devrez donc veiller à ce que votre assiette soit composée d'au moins 70 % d'aliments à PRAL négatif.

| ALIMENTS | PRAL |
|---|---|
| **VIANDES** | |
| Bœuf, viande maigre | + 7,8 |
| Bœuf en conserve (corned-beef) | + 13,2 |
| Canard | + 4,1 |
| Dinde | + 9,9 |
| Foie de veau | + 14,2 |
| Lapin, viande maigre | + 19 |
| Poulet | + 8,7 |
| Porc, viande maigre | + 7,9 |
| Salami | + 11,6 |
| Saucisse de Francfort | + 6,7 |
| Saucisse de foie | + 10,6 |
| Steak | + 8,8 |
| Veau, filet | + 9,0 |
| **POISSONS** | |
| Aiglefin | + 6,8 |
| Cabillaud | + 7,1 |
| Carpe | + 7,9 |
| Crevette rose | + 15,5 |
| Crevette grise | + 7,6 |
| Filet de morue | + 7,1 |
| Flétan | + 7,8 |
| Haddock | + 6,8 |
| Hareng | + 7 |
| Moules | + 15,3 |
| Sardines à l'huile | + 13,5 |
| Saumon | + 9,4 |
| Sole | + 7,4 |
| Truite | + 10,8 |
| **LAITAGES** | |
| Babeurre | + 0,5 |
| Camembert | + 14,6 |
| Cheddar demi-gras | + 26,4 |
| Cottage cheese | + 8,7 |
| Crème fraîche | + 1,2 |
| Gouda | + 18,6 |
| Fromage blanc | + 11,1 |
| Fromage à pâte dure (gruyère) | + 19,2 |
| Fromage à pâte molle | + 4,3 |

| ALIMENTS | PRAL |
|---|---|
| **LAITAGES (suite)** | |
| Fromage fondu | + 28,7 |
| Fromage traité | + 28,7 |
| Glace | + 0,6 |
| Gouda | + 18,6 |
| Lait écrémé | + 0,7 |
| Lait entier | + 1,1 |
| Lait entier pasteurisé | + 0,7 |
| Lait condensé | + 1,1 |
| Œuf entier | + 8,2 |
| Blanc d'œuf | + 1,1 |
| Jaune d'œuf | + 23,4 |
| Parmesan | + 34,2 |
| Petit lait | – 1,6 |
| Yaourt au lait entier et aux fruits | + 1,2 |
| Yaourt au lait entier et nature | + 1,5 |
| **SUCRERIES** | |
| Chocolat noir | + 0,4 |
| Chocolat au lait | + 2,4 |
| Confiture | – 1,5 |
| Crème glacée à la vanille | + 0,6 |
| Crème glacée aux fruits | – 0,6 |
| Gâteau | + 3,7 |
| Miel | 0,3 |
| Sucre blanc | 0 |
| Sucre brun | – 1,2 |
| **LÉGUMES** | |
| Ail | – 1,7 |
| Asperge | – 0,4 |
| Aubergine | – 3,4 |
| Brocoli | – 1,2 |
| Carotte | – 4,9 |
| Céleri | – 5,2 |
| Concombre | – 0,8 |
| Courgette | – 4,6 |
| Champignon | – 1,4 |
| Chicorée | – 2 |
| Choucroute | – 3 |
| Chou-fleur | – 4 |

| ALIMENTS | PRAL |
|---|---|
| **LÉGUMES (suite)** | |
| Chou de Bruxelles | – 4,5 |
| Endive | – 2 |
| Épinard | – 14 |
| Fenouil | – 7,9 |
| Haricot vert | – 3,1 |
| Lait de soja | – 0,8 |
| Laitue | – 2,5 |
| Lentille | + 3,5 |
| Oignon | – 1,5 |
| Petit pois | + 1,2 |
| Poireau | – 1,8 |
| Pomme de terre | – 4 |
| Poivron | – 1,4 |
| Radis | – 3,7 |
| Roquette | – 7,5 |
| Salade | – 2,5 |
| Soja | – 3,4 |
| Tofu | – 0,8 |
| Tomate | – 3,1 |
| Jus de tomate | – 2,8 |
| **FRUITS** | |
| Abricot | – 4,8 |
| Ananas | – 2,7 |
| Banane | – 5,5 |
| Cassis | – 6,5 |
| Cerise | – 3,6 |
| Citron | – 2,6 |
| Figue sèche | – 18,1 |
| Fraise | – 2,2 |
| Kiwi | – 4,1 |
| Jus de citron | – 2,5 |
| Jus d'orange, non sucré | – 2,9 |
| Jus de pamplemousse | – 1 |
| Jus de pomme, non sucré | – 2,2 |
| Mangue | – 3,3 |
| Orange | – 2,7 |
| Pamplemousse | – 3,5 |
| Pastèque | – 1,9 |

| ALIMENTS | PRAL |
|---|---|
| **FRUITS (suite)** | |
| Pêche | – 2,4 |
| Poire | – 2,9 |
| Pomme | – 2,2 |
| Raisin | – 3,9 |
| Raisin sec | – 21 |
| **OLÉAGINEUX** | |
| Amande | + 4,3 |
| Cacahuète | + 8,3 |
| Cacao | 0,1 |
| Noisette | – 2,8 |
| Noix | + 6,8 |
| Pistache | + 8,5 |
| **CÉRÉALES et FÉCULENTS** | |
| Moyenne d'acidité du pain | + 3,5 |
| Moyenne d'acidité de la farine | + 7 |
| Moyenne d'acidité des pâtes | + 6,7 |
| Avoine, flocons | + 10,7 |
| Biscotte scandinave au seigle | + 3,3 |
| Corn-flakes | + 6 |
| Biscuit de seigle | + 3,3 |
| Farine de blé | + 8,2 |
| Farine de seigle | + 5,9 |
| Pain de seigle, mélange de farines | + 4 |
| Pain de seigle, farine complète | + 4,1 |
| Pain, blé, farine complète | + 1,8 |
| Pain, blé, farine blanche | + 3,7 |
| Pâtes complètes | + 7,3 |
| Pâtes sans œuf | + 6,5 |
| Pâtes aux œufs | + 6,4 |
| Riz blanc | + 4,6 |
| Riz brun | + 12,5 |
| Riz précuit | + 1,7 |
| Spaghetti | + 6,5 |
| **GRAISSES ET HUILES** | |
| Beurre | + 0,6 |
| Huile d'olive | 0 |
| Huile de tournesol | 0 |
| Margarine | – 0,5 |

| ALIMENTS | PRAL |
|---|---|
| **BOISSONS** (moyenne d'acidité) | |
| Bière blonde, non filtrée | + 0,9 |
| Bière brune | – 0,1 |
| Bière en pression | – 0,2 |
| Boisson au cola | + 0,4 |
| Café infusé | – 1,4 |
| Coca Cola | + 0,4 |
| Jus de betterave | – 3,9 |
| Jus de carotte | – 4,8 |
| Jus de citron | – 2,5 |
| Jus d'orange | – 2,9 |
| Jus de raisin | – 1 |
| Jus de tomate | – 2,8 |
| Thé fruité | – 0,3 |
| Thé vert | – 0,3 |
| Thé noir | – 0,3 |
| Vin blanc sec | – 1,2 |
| Vin rouge | – 2,4 |
| **EAUX** | |
| *Eaux gazeuses* | |
| Arvie | – 23,5 |
| Quézac | – 14,73 |
| Badoit | – 10,15 |
| Rozana | – 9,83 |
| Salvetat | – 3,57 |
| Perrier | – 1,59 |
| San Pellegrino | + 0,58 |
| *Eaux plates* | |
| Évian | – 1,64 |
| Thonon | – 1,54 |
| Volvic | – 0,50 |
| Vittel | – 0,49 |
| Contrex | + 3,19 |
| Hépar | + 4,35 |

+ : Aliments acidifiants – : Aliments alcalinisants

** Ce tableau est adapté des études menées par T. Remer et F. Manz pour des portions de 100 g d'aliments.*

** Pour les eaux : source www.lanutrition.fr*

Il faut noter que seuls ont été analysés les aliments les plus couramment utilisés dans la diète occidentale.

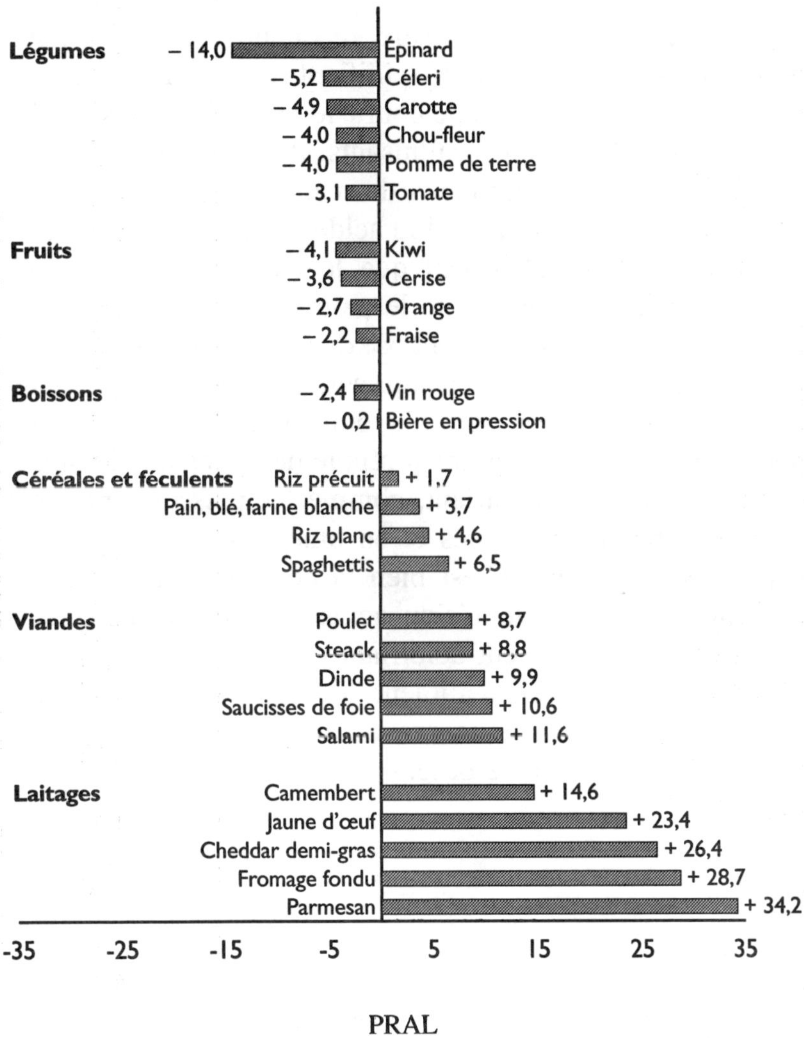

## Ne confondez pas acidité et qualité nutritionnelle

La seule unité de mesure reconnue scientifiquement pour mesurer le potentiel acidifiant des aliments est le PRAL. Il existe souvent une confusion dans la définition des aliments acidifiants ou alcalinisants. Ainsi, on a tendance à penser que seuls les aliments de mauvaise qualité sont des aliments qui génèrent un résidu acide. L'exemple du pain est frappant : certains affirment que le pain à base de farine blanche est acidifiant et que le pain à base de farine complète est alcalinisant. C'est faux : dans les deux cas, il s'agit d'aliments qui laissent un résidu acide. La bonne ou la mauvaise qualité d'un produit n'a donc rien à voir avec son potentiel d'acidité. Un aliment réputé de bonne qualité nutritionnelle peut être acidifiant, comme les poissons gras, par ailleurs riches en protéines et en oméga-3, éléments indispensables à la santé. C'est bien la composition même des aliments qui définit le résidu acide ou alcalin laissé dans l'organisme. Un aliment acidifiant comme le poisson n'est donc pas un « mauvais » aliment ; cependant, il doit toujours être compensé par une quantité adéquate de végétaux afin de rétablir l'équilibre acide-base.

# *Êtes-vous acide ?*

## Les tests de la méthode acide-base

Avant de commencer la méthode acide-base, voici quelques tests qui vous permettront d'évaluer le niveau d'acidité de votre organisme.

La méthode acide-base considère l'individu dans son unité afin de résoudre durablement le surpoids et le vieillissement. Imaginez l'organisme comme un soleil dont chaque rayon, plus ou moins long, représente un facteur nocif pour votre santé. Par exemple, le tabagisme, l'obésité, un taux de cholestérol élevé, un taux de glycémie important, une addiction à l'alcool… Lors de mes consultations, je fais remplir à mes patients un questionnaire écrit pour identifier dans l'alimentation et dans les habitudes de vie les facteurs de risque de maladie ou de vieillissement prématuré. En effet, il est important de conserver une trace écrite pour se remémorer plus tard le chemin parcouru et se motiver.

Dans ce livre, nous allons procéder de la même façon : les tests qui se trouvent dans les pages suivantes vous aideront à établir votre profil et à analyser votre mode de vie. Vous ne pouvez pas régler tous les problèmes à la fois, c'est donc à vous de définir les objectifs que vous pensez pouvoir atteindre le plus rapidement. Vous effacerez ensuite sur votre soleil tous les nuages qui obscurcissent votre ciel l'un après l'autre.

### ➤ *Questionnaire alimentation*

*Votre alimentation est-elle susceptible de fournir trop d'acides ?*

1. Combien de jours par semaine mangez-vous au moins trois fruits ?
   — 7 : .................................................. 4
   — 5 à 6 : .............................................. 3
   — 3 à 4 : .............................................. 2
   — 2 à 3 : .............................................. 1
   — Aucun : .............................................. 0
2. Combien de jours par semaine faites-vous deux repas qui incluent des légumes ?
   — 7 : .................................................. 4
   — 5 à 6 : .............................................. 3
   — 3 à 4 : .............................................. 2
   — 1 à 2 : .............................................. 1
   — Aucun : .............................................. 0
3. Mettez-vous du beurre ou de la margarine sur votre pain ?
   — Pas du tout : ........................................ 2
   — Finement : ........................................... 1
   — Énormément : ......................................... 0
4. À quelle fréquence mangez-vous des aliments riches en matières grasses comme des pizzas, des quiches, des pâtisseries, des croissants au beurre… ?
   — Rarement ou jamais : ................................. 3
   — 1 à 2 fois par semaine : ............................. 2
   — 3 à 4 fois par semaine : ............................. 1
   — Tous les jours ou presque : .......................... 0

5. À quelle fréquence mangez-vous du poisson ?
   — Tous les jours ou presque : .......................... 3
   — 3 à 4 fois par semaine : .............................. 2
   — 1 à 2 fois par semaine : .............................. 1
   — Rarement ou jamais : .................................. 0
6. Combien de fruits et de légumes différents avez-vous dans votre assiette au moins une fois par jour ?
   — Trois : ........................................................ 3
   — Deux : ......................................................... 2
   — Un : ............................................................ 1
   — Aucun : ....................................................... 0

RÉSULTATS

• 17-19 points – Vous allez bien. Conservez votre régime alimentaire. Dans ce livre, vous trouvez les arguments scientifiques les plus récents pour une alimentation équilibrée mais aussi des conseils de vie équilibrée.

• 11-16 points – Vous avez déjà une alimentation favorable. Voici l'occasion d'explorer les moyens d'améliorer encore votre régime alimentaire.

• 0-10 points – Vous avez besoin d'aide. Appliquez la méthode acide-base et changez ainsi votre régime alimentaire. Souvenez-vous que ce sont les petites étapes qui font les grands changements.

## ➤ *Questionnaire mode de vie*

*Avez-vous un mode vie acidifiant ?*

Effectuez ce test pour savoir si votre mode de vie sollicite trop votre métabolisme acide-base et comporte un risque d'excès d'acidité.

1. Je prends plusieurs repas par jour
   - 5 fois par jour : ........................................ 5
   - 3 ou 4 fois par jour : ................................ 3
   - 1 ou 2 fois par jour : ................................ 1
2. Je mange des légumes, de la salade et des fruits
   - tous les jours : ........................................ 5
   - 2 ou 3 fois par semaine : ........................... 3
   - rarement : ................................................ 1
3. Pour mes collations, je mange
   - des légumes, des fruits : ............................ 5
   - du pain : .................................................. 3
   - des pâtisseries, des viennoiseries : ............ 1
4. Je bois quotidiennement (eau, thé, fruits frais pressés)
   - 2 litres et plus : ........................................ 5
   - environ 1 litre : ......................................... 3
   - environ 0,5 litre : ...................................... 1
5. Je fume par jour
   - 0 cigarette : .............................................. 5
   - moins de 5 cigarettes : ............................... 3
   - plus de 5 cigarettes : .................................. 1
6. Je bois de l'alcool
   - jamais : ..................................................... 5
   - rarement : 1 fois par semaine ..................... 3
   - régulièrement : tous les jours....................... 1
7. Dans mes loisirs, je suis
   - actif (sportif) : ........................................... 5
   - moyennement actif : ................................... 3
   - passif (télévision, lecture) : ....................... 1
8. Je fais du sport
   - plus de 3 fois par semaine : ........................ 5
   - 1 à 3 fois par semaine :............................... 3
   - jamais : ..................................................... 1

9. Je suis de tempérament
   — optimiste : .................................................. 5
   — variable : .................................................... 3
   — pessimiste : ................................................ 1

RÉSULTATS

• 38 à 45 points – Félicitations ! Vous vivez en harmonie avec votre métabolisme acide-base. Poursuivez ainsi en misant sur une alimentation équilibrée et une activité physique, source d'énergie et de bien-être.

• 24 à 37 points – Vous êtes dans de bonnes conditions pour équilibrer votre métabolisme acide-base. Votre mode de vie est relativement stable. Suivez les grandes lignes de la méthode acide-base afin de poursuivre votre programme de prévention des maladies chroniques.

• 9 à 23 points – Avec vos habitudes de vie, vous vous exposez au risque d'une hyperacidité à long terme. Appliquez la méthode acide-base et vous constaterez rapidement ses bienfaits.

### ➤ *Questionnaire activité physique*

1. Au cours des sept derniers jours, combien de fois avez-vous pratiqué une activité physique lors de laquelle vous avez transpiré ?
   — Plus de 7 fois : ........................................... 4
   — 5 à 6 fois : ................................................. 3
   — 3 à 4 fois : ................................................. 2
   — 1 à 2 fois : ................................................. 1
   — Aucun : ....................................................... 0
2. En moyenne, combien de temps durent vos activités physiques ?
   — 30 minutes ou plus : .................................. 3
   — 15-30 minutes : .......................................... 2

— 15 minutes : .............................................. 1
— aucun exercice : ......................................... 0

3. Combien d'heures par jour êtes-vous assis ? (inclus à la maison, au travail, les activités de loisir)
— 0 à 8 heures : ............................................ 2
— 8 à 12 heures : .......................................... 1
— 12 heures ou plus : ..................................... 0

4. Combien de fois par semaine prenez vous la voiture alors que vous pourriez faire le trajet à pied ?
— Rarement ou jamais : .................................. 3
— 1 à 2 fois : .................................................. 2
— 3 à 4 fois : .................................................. 1
— Toujours ou presque : ................................. 0

5. Combien de fois par semaine faites-vous une marche active et dynamique ? (Seul, avec votre famille, votre chien ou vos amis)
— Tous les jours ou presque :.......................... 3
— 3 ou 4 fois : ............................................... 2
— 1 à 2 fois : ................................................. 1
— Rarement ou jamais : .................................. 0

6. Éprouvez-vous des difficultés à faire des efforts lors d'activités telles que : laver des vitres, monter trois étages à pied… ?
— Rarement ou jamais : .................................. 3
— 1 à 2 fois par semaine :................................ 2
— 3 à 4 fois par semaine : .............................. 1
— Tous les jours ou presque :.......................... 0

7. Avez-vous des difficultés pour vous lever d'une chaise basse ou pour tenir en équilibre sur une jambe ?
— Rarement ou jamais : .................................. 3
— 1 à 2 fois par semaine :................................ 2
— 3 à 4 fois par semaine : .............................. 1
— Tous les jours ou presque :.......................... 0

RÉSULTATS

- 17 à 21 points – Parfait ! Vous avez une bonne activité physique. Souvenez-vous que la meilleure chose à faire pour votre corps est d'établir un programme d'exercices à la fois en endurance et en musculation. En suivant notre programme sport acide-base, vous resterez mince et en forme, et vous améliorerez votre santé à long terme.
- 11 à 16 points – Vous pouvez procéder à des améliorations. Avoir une activité physique est impératif.
- 0 à 10 points – Les activités physiques vous semblent pénibles, mais l'inactivité est la voie la plus rapide pour vieillir plus vite. Si vous appliquez la méthode, les résultats seront là…

### ➤ *Questionnaire check-up*

1. Quand avez-vous pris rendez-vous avec votre médecin pour la dernière fois ?
   — Dans les 12 derniers mois : .......................... 4
   — Il y a un ou deux ans : ................................ 3
   — Il y a 3 ou 4 ans : ...................................... 2
   — Il y a plus de 4 ans : .................................. 1
   — Jamais : ....................................................... 0
2. Connaissez-vous le résultat de votre dernier test de cholestérol ?
   — Oui ............................................................. 1
   — Non ............................................................ 0
3. Connaissez-vous le résultat de votre prise de tension artérielle ?
   — Oui ............................................................. 1
   — Non ............................................................ 0
4. Savez-vous si vous possédez le poids idéal pour être en bonne santé ?
   — Oui ............................................................. 1
   — Non ............................................................ 0

5. Connaissez-vous votre tour de taille ?
   — Oui ........................................................ 1
   — Non ........................................................ 0
6. Connaissez-vous votre indice de masse corporelle ?
   — Oui ........................................................ 1
   — Non ........................................................ 0
7. Connaissez-vous votre glycémie ?
   — Oui ........................................................ 1
   — Non ........................................................ 0

RÉSULTATS

• 8 à 10 points – Vous manifestez un intérêt particulier pour votre santé. Ce livre a pour but d'enrichir vos connaissances.
• 5 à 7 points – Effectuez les vérifications présentées plus haut et consultez votre médecin pour recueillir son avis. Si vous présentez des facteurs de risque de maladies chroniques, la méthode acide-base vous conviendra.
• 0 à 4 points – Faire un bilan de santé avec votre médecin est une bonne idée. Il vous transmettra des informations médicales sur votre état. Cela vous aidera à prendre conscience de la nécessité d'un suivi régulier et de l'efficacité de la prévention en matière de santé. Ces informations vous serviront de référence et vous permettront de constater les progrès réalisés en appliquant la méthode acide-base.

## Le diagnostic de l'état d'acidose

En consultation chez un médecin, le diagnostic de l'état d'acidose se décompose en quatre étapes essentielles avec plusieurs examens.
• *Dans un premier temps*, l'examen visuel apporte des arguments orientant vers l'acidose. Des cheveux secs et ternes,

des ongles cassants, des troubles cutanés à type d'irritation ou de sécheresse, des douleurs, un surpoids, de la cellulite, une fragilité dentaire sont des signes évocateurs d'acidité.

• *Dans un second temps*, un questionnaire général met en évidence les symptômes plaidant en faveur d'une acidose : fatigue, douleurs musculaires, tendineuses ou articulaires, difficulté à récupérer après l'effort, tendance aux infections, reflux acide, stress et irritabilité. En plus de cet interrogatoire clinique, il peut vous être demandé si des radiographies récentes ou une densitométrie osseuse ont montré une déminéralisation ou une ostéoporose. (Mesdames, votre gynécologue vous a-t-il demandé de faire pratiquer cet examen ?)

• *Dans un troisième temps*, un questionnaire alimentaire permet de préciser les catégories d'aliments les plus fréquemment consommés et la répartition de ces aliments dans l'assiette. Connaître le volume de fruits et légumes dans l'assiette est capital.

• Ces données sont confrontées à la table des PRAL (p. 152).

• Cette étape est essentielle car elle nécessite une participation active et incite à examiner ses habitudes alimentaires.

• *Dans un quatrième temps*, les examens biologiques sont des tests généraux (cholestérol, glycémie, triglycérides), puis des analyses spécifiques de l'acidité. Ces examens biologiques ont un intérêt diagnostique immédiat, mais ils seront répétés pour confirmer le diagnostic, car l'alimentation d'une même personne est assez variable. Ces examens sont par ailleurs très utiles pour le suivi général.

• L'amélioration des résultats témoignera de votre prise en charge active et d'une bonne adhésion à la méthode acide-base : c'est la récompense d'un travail personnel.

## Comment mesurer le degré d'acidité ?

Alors que le degré d'acidité du sang reste stable grâce à l'action des systèmes tampons l'urine peut présenter des fluctuations de pH importantes. Mais comment évaluer ou mesurer le pH ?

Vous pouvez mesurer vous-même votre niveau d'acidité en utilisant des bandelettes pour pH urinaire vendues en pharmacie. Cette technique, pratiquée sur des échantillons d'urine, est simple et rapide.

Trempez une bandelette dans l'urine. Notez le résultat. Il faut répéter ces mesures pendant plusieurs jours car les résultats peuvent varier en fonction de l'alimentation.

*Les mesures de pH des urines doivent être répétées 5 fois par jour (c'est-à-dire avant le petit déjeuner, [I] une heure après le petit déjeuner [II], juste avant le déjeuner [III]), une heure après le déjeuner [IV] et au coucher [V]).*

*Des mesures de pH IV et V supérieures à 7 indiquent la normalité.*

*Des mesures de pH II, IV et V inférieures à 7 plaident en faveur d'une acidose.*

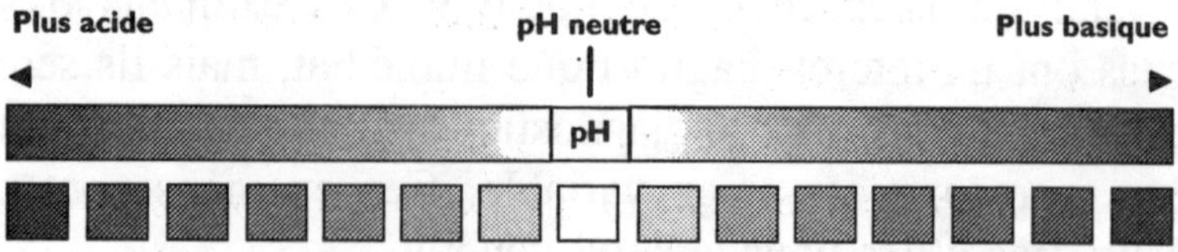


Échelle des indicateurs de pH : selon le degré d'acidité, l'indicateur de la bandelette change de couleur, de la gauche (acide), vers la droite (basique).

### ➤ *En laboratoire*

Une autre analyse facultative du diagnostic d'acidité est pratiquée en laboratoire sur les urines recueillies pendant 24 heures. Il s'agit de la mesure de l'excrétion nette acide (ENA) que l'on peut coupler à la mesure du rapport entre le sodium et le potassium urinaire (reflet biologique de la consommation de fruits et légumes alcalinisants). Enfin, la mesure du taux de calcium dans les urines peut elle aussi donner une bonne idée du degré d'acidité.

## Le pH, mesure universelle des milieux naturels

**Vanille, crocodiles et océans**

Mon cousin Christophe a toujours aimé l'inconnu. Spéléologue et chercheur d'épaves, c'est l'exemple même de l'aventurier, toujours parti aux quatre coins du globe. Passionné par les mystères de la nature, il n'a de cesse de comprendre son fonctionnement. Il a fini par trouver ses racines à Madagascar, où il vit depuis vingt ans. Le connaissant, je savais que son travail serait pour le moins original. En effet, il est à la fois producteur de vanille et éleveur de crocodiles.

Lors de notre dernier repas de famille où chacun racontait les péripéties de l'année écoulée, j'ai abordé la notion de pH dans l'organisme. Alors que j'exposais les dernières découvertes scientifiques démontrant l'importance d'un pH équilibré dans notre corps pour le maintien de notre santé, il m'a rétorqué que naturellement, pour lui aussi, le pH était important. Tous les matins, il mesure le pH du sol à l'aide d'un pH-mètre, appareil de mesure d'acidité généralement utilisé par les laboratoires. Il est ainsi parvenu à la conclusion qu'un pH équilibré améliore le rendement de ses cultures de vanille et favorise la reproduction de ses crocodiles.

## La beauté de la nature dépend du pH

Il est clair que la notion de pH dépasse largement le cadre de la médecine. Elle est en effet utilisée de manière courante par les agriculteurs, les jardiniers et les horticulteurs pour cultiver leurs plantes et légumes. Pour croître et s'épanouir, chaque plante doit bénéficier d'un sol au pH adapté, ni trop acide ni trop alcalin. Tous les soins du monde ne parviendront pas à conférer la beauté et la santé à une fleur si les conditions du sol ne sont pas idéales.

Il en va de même pour notre organisme. Nous avons besoin de conditions bien spécifiques pour assurer les réactions intimes de notre corps.

Le fonctionnement optimal de ces réactions a lieu dans des conditions de pH (ou d'acidité) précises, les milieux les plus favorables étant alcalins. La planète est, à l'image de notre organisme, composée de 70 % d'eau et n'échappe pas à cette règle. La rencontre avec d'autres chercheurs m'a incité à réfléchir à notre environnement naturel. Je me suis rendu compte que l'acidification concernait aussi bien notre organisme d'homme moderne que notre environnement naturel, comme c'est le cas pour les forêts et les océans.

Actuellement, avec un pH moyen de 8,05, les océans sont alcalins. Mais de récentes études ont démontré que la mer ne pouvait absorber indéfiniment les émissions de gaz carbonique dans l'atmosphère. La conséquence est une acidification des océans entraînant une menace pour la vie marine.

Selon une étude menée par trois laboratoires français[1], ainsi que par Victoria Fabry, professeur de biologie à l'Université de San Marcos en Californie, dans cinquante à cent ans, en raison d'une augmentation des ions hydrogène, l'eau de mer va devenir corrosive et son pH plus acide. Ce phénomène représente un danger pour toutes les espèces, à commencer par les planctons et les coraux.

En effet, l'acidification des océans entraîne la « fonte » des coraux et des mollusques qui perdent alors leurs minéraux afin de faire face à cet excès d'acides. Toutefois, ces minéraux sont indispensables à la construction de leur squelette calcaire. Ainsi, l'ensemble de la chaîne alimentaire marine de même que la reproduction des espèces pourraient être déstabilisés. Il est donc urgent de lancer un programme de surveillance des coraux et des organismes marins face à cette acidification.

1. Laboratoire des sciences du climat et de l'environnement (LSCE/IPSL, CEA-CNRS) ; Laboratoire d'océanographie et du climat : expérimentations et analyses numériques (LOCEAN/IPSL, CNRS-IRD-MNHN-université Paris-VI) ; Laboratoire d'études en géophysique et océanographie spatiales (LEGOS, CNRS-CNES-IRD-université Toulouse-III).

CINQUIÈME PARTIE

# La méthode acide-base : programme d'utilisation

## *L'équilibre acide-base, prélude indispensable à un bien-être général*

Au lieu de vous poser la question habituelle : « Que vais-je préparer avec ma viande ? », commencez par vous demander : « Quel accompagnement pour mes légumes ? »

Jouir des bienfaits de l'équilibre acide-base suppose que l'on modifie son regard sur le rôle des aliments. Ceux-ci ne se limitent pas à assouvir la faim ou à satisfaire un plaisir, ils agissent en profondeur sur nos fonctions vitales et organiques *via* les substances qui les composent. Transformés, puis transportés par le sang, ils ont le pouvoir de régénérer nos cellules, de nous maintenir en vie et en bonne santé. Les aliments s'apparentent donc à des matières premières pourvoyeuses d'énergie qui jouent en même temps le rôle de « médicaments ».

Ainsi, abuser de certains aliments provoque une réaction toxique. De même qu'un médicament, leurs effets dans les heures qui suivent leur ingestion peuvent être positifs (alcalinisants) ou négatifs (acidifiants).

## L'équilibre, le principe au cœur de la méthode

Le programme de la méthode acide-base a été conçu dans le respect des cinq équilibres nutritionnels essentiels au maintien d'une bonne santé : l'équilibre acide-base, l'équilibre glycémique, l'équilibre des minéraux, l'équilibre hydrique et celui des acides gras essentiels.

Dans cette méthode, deux notions sont essentielles : la précision et la compensation. En effet, l'objectif est de débarrasser l'organisme de ses résidus acides tout en compensant les déficits et les carences nutritionnels. Il s'agit d'apporter à votre corps des aliments alcalinisants riches en minéraux pour lui éviter d'avoir à puiser dans ses réserves et pour mieux résister aux attaques extérieures.

Ma prescription première est de respecter ces équilibres. Pour y parvenir, vous devez apporter des ajustements à vos habitudes alimentaires.

## Les cinq équilibres nutritionnels de la méthode

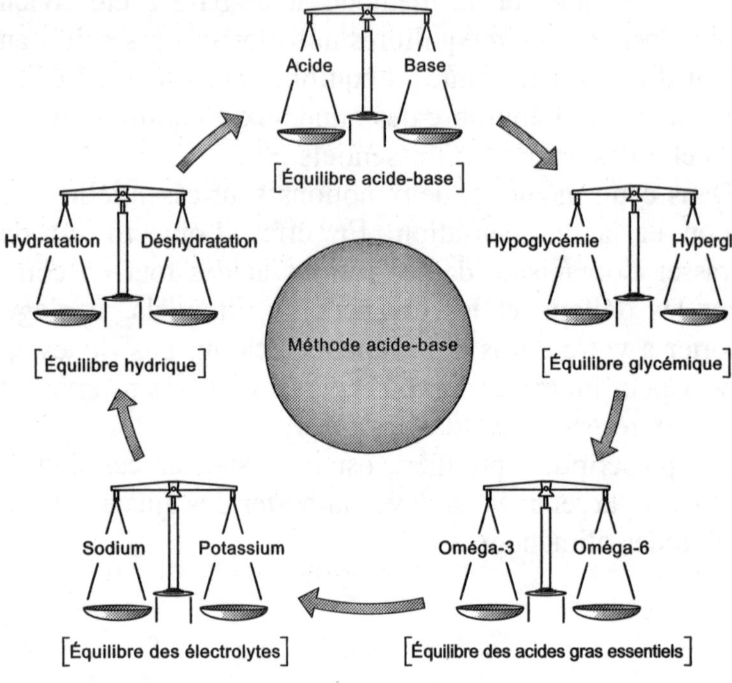


La méthode acide-base et les cinq équilibres nutritionnels

## La méthode acide-base, une combinaison de médecines

La méthode acide-base est basée sur une approche transversale dont le socle est constitué par les acquis de la médecine conventionnelle tout en s'ouvrant aux principes des médecines complémentaires et nutritionnelle.

• *Les médecines complémentaires*, dont la *naturothérapie*, partent du principe que le corps peut guérir par lui-même et rester dans un état d'équilibre appelé homéostasie, grâce à l'activation des systèmes naturels d'élimination. L'être humain est à la fois physique, psychique et émotionnel. Sa santé exige la prise en compte de ces trois composantes, qui occupent chacune un rôle équivalent et sont connectées entre elles.

• *La médecine nutritionnelle* tient compte du fait que certains nutriments présents dans les aliments jouent un rôle essentiel dans la prévention ou le traitement des maladies, alors que d'autres les aggravent. La *nutrithérapie* qui utilise les vitamines et les compléments nutritionnels fait partie intégrante de cette démarche.

• *La médecine à base de plantes* ou *phytothérapie* utilise les plantes ayant des propriétés thérapeutiques, ou plus précisément leur composante active, afin d'aider l'organisme à retrouver le pouvoir de guérison qui lui est propre.

• La méthode intègre l'équilibre émotionnel et les exercices physiques qui sont tout aussi importants que l'équilibre nutritionnel.

• *L'équilibre émotionnel* participe à la réussite du programme car seule l'harmonie entre le corps et l'esprit peut garantir un état de santé et un bien-être satisfaisants. La méthode regroupe une série de techniques permettant à la pensée d'exercer une action sur les fonctions physiologiques.

• *Les exercices physiques* participent à l'oxygénation nécessaire à l'élimination des acides. De plus, ils sont indispensables au bon maintien de la masse musculaire.

• *L'agenda de la méthode* est un guide qui aide à maintenir vos objectifs et à rester en contact avec votre programme. Il permet de faire le lien et la synthèse au jour le jour entre vos aspirations et vos réussites. Grâce à lui, vous pourrez mesurer vos progrès quotidiens.

## La pyramide de la méthode acide-base

Cette pyramide illustre les différentes stratégies du style de vie acide-base, élaborées pour atteindre l'équilibre métabolique optimal. Les éléments clés sont constitués par une approche nutritionnelle basée sur la compensation entre acide et alcalin, un exercice physique régulier et une réduction du stress grâce à des pratiques de relaxation ou de méditation.

• *La base* de la pyramide représente l'hydratation, quotidienne, indispensable au bon fonctionnement de la méthode. Une eau riche en bicarbonates constitue le socle indispensable de la MAB.

• *Le deuxième niveau* de la pyramide, qui occupe le plus d'espace, concerne votre alimentation, élément important pour ralentir le processus d'acidification. Ce niveau est composé de fruits et légumes qui représentent la base des apports (environ 70 %). Les protéines maigres et les graisses représentent environ 30 % des besoins énergétiques totaux (viandes maigres, produits de la mer, œufs, huiles vierges de première pression à froid, etc.). Dans ce pourcentage sont inclus environ 5 à 10 % de céréales à consommer avec modération.

• Vitamines et compléments nutritionnels alcalinisants complètent l'équilibre alimentaire de la méthode.

• La méthode acide-base régule naturellement les calories en limitant l'absorption d'aliments à haute densité en glucides.

• *Le troisième niveau* concerne les soins de la MAB : drainages, cures intestinales, massages et soins de la peau. Ces soins visent à neutraliser et éliminer les acides.

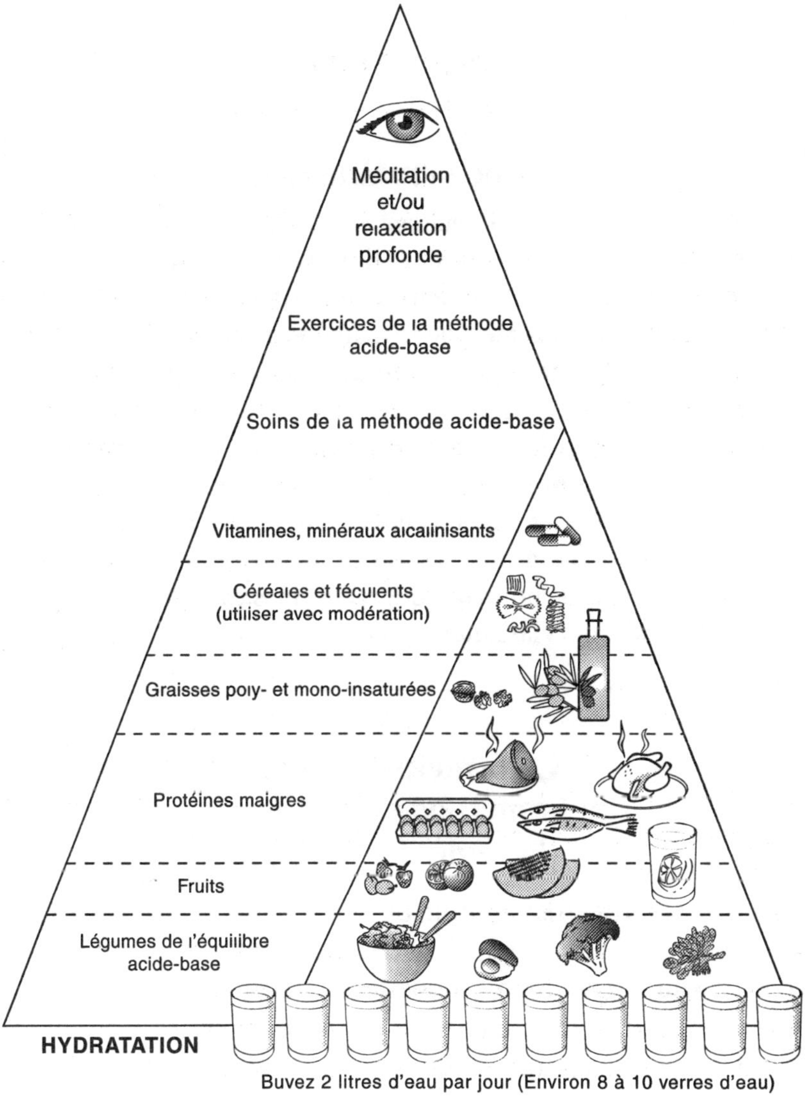


La pyramide de la méthode acide-base

• *Le quatrième niveau* porte sur l'exercice physique qui doit être modéré et régulier, à la fois pour maintenir ou améliorer les capacités d'endurance et pour entretenir la masse musculaire.

• *Le cinquième et dernier niveau* est celui de la méditation ou de la relaxation profonde qui permet de gérer le stress.

## Faites une semaine d'essai !

Vous pouvez, avant d'entamer la totalité du programme, commencer par une semaine d'essai. Si vous buvez et mangez ce que je vous recommande pendant sept jours, vous constaterez les effets réels de la méthode acide-base sur votre organisme. Vous ressentirez très rapidement un grand bien-être.

Après avoir suivi la semaine d'essai, vous aurez sûrement envie de poursuivre l'intégralité de la méthode. Vous serez à même d'en réaliser les objectifs : un retour à l'équilibre métabolique grâce à cette approche transversale innovante, qui allie les grands principes des médecines complémentaires et de la médecine classique.

## Le principe majeur de la méthode acide-base : la règle des 70/30

Si vous regardez autour de vous, vous constaterez que la nature est bien faite. En effet, la terre est composée à 70 % d'eau, tout comme notre corps dont les cellules baignent dans un liquide constitué de 70 % d'eau.

Composez votre assiette de la même manière, avec 70 % de produits à forte teneur en eau, c'est-à-dire 70 % d'aliments alcalinisants.

Il s'agit d'une mesure visuelle, non quantifiable en grammes ou en calories. Il suffit de donner le rôle de « star » aux légumes qui occuperont au minimum 70 % du volume total des aliments dans votre assiette.

## ➤ *Les bonnes combinaisons alimentaires de la règle des 70/30*

Plutôt qu'éliminer des catégories d'aliments, il est préférable d'apprendre à les associer afin d'éviter une hyperacidité.

### *Pourquoi il ne faut pas associer féculents et protéines*

• *Pour éviter l'hyperacidité* : les régimes alimentaires d'aujourd'hui sont caractérisés par de faibles apports en potassium, élément naturellement alcalinisant.
• *Pour éviter l'hyperinsulinémie* : l'ingestion simultanée des féculents et des protéines perturbe le processus de digestion et déclenche une sécrétion d'insuline importante. La combinaison des protéines et des féculents augmente aussi le risque de maladies cardio-vasculaires, d'athérosclérose, d'obésité, car les grandes quantités de graisse qui accompagnent les protéines sont immédiatement stockées dans les cellules graisseuses.
• *Pour favoriser une meilleure digestion* : la séparation des aliments glucidiques et des aliments protéiques permet de soulager l'appareil digestif. Elle favorise une résorption des ballonnements, de la fermentation intestinale et des lourdeurs gastriques.

## ➤ *Associations recommandées*

Imaginez une assiette dans laquelle vous avez un steak accompagné de pâtes. Si nous raisonnons en termes de PRAL, nous constatons que cette composition nous éloigne de l'équilibre acide-base en combinant deux aliments acidifiants.

Ainsi, pour rétablir le pouvoir alcalinisant de votre repas, il est judicieux de toujours associer un produit acidifiant à un produit végétal alcalinisant :
– une viande et des légumes verts ;
– un fromage et de la salade ;
– un sandwich au jambon et des crudités.

Toute association de protéines animales et de glucides raffinés (céréales, pâtes, frites) doit être compensée par la prise de légumes.

| | | |
|---|---|---|
| Les fruits | s'associent bien | avec les légumes |
| Les légumes | s'associent bien | avec les protéines |
| Les légumes | s'associent bien | avec les féculents |

### ➤ *Associations à éviter*

| | | |
|---|---|---|
| Les féculents | ne s'associent pas bien | avec les fruits |
| Les féculents | ne s'associent pas bien | avec les protéines |
| Les protéines | ne s'associent pas bien | avec les fruits |

## Votre assiette acide-base

• *Répartition* : rien de plus simple. Divisez votre assiette en trois sections. Attribuez au premier tiers une portion de protéines et aux deux autres tiers, de généreuses portions de légumes, et des fruits frais en quantité raisonnable. Enfin, ajoutez un soupçon de « bonnes graisses » à votre assiette. En cas de doute sur le caractère acidifiant d'un aliment, vous pouvez vérifier la valeur de son PRAL en consultant le tableau en page 152.

• *Fréquence et quantité* : mangez trois repas et deux collations par jour pour éviter la sensation de faim. Il est souhaitable d'attendre au moins deux heures avant d'aller se coucher pour préserver un bon équilibre métabolique : les calories prises juste avant le sommeil sont moins bien transformées en énergie que celles prises le matin, et une digestion lente peut nuire au sommeil.
• *Contenu* : comme nous l'avons vu, des fruits et des légumes généreusement servis, une bonne portion de protéines maigres, un soupçon de corps gras mono-insaturés et un minimum de féculents et de céréales complets. C'est sous forme de graines complètes et non de farines blanches que les céréales conservent le maximum d'éléments nécessaires à l'organisme.
• Les pâtes, le riz, le pain et autres céréales ne sont pas à bannir systématiquement, mais il faut les choisir complets et les réserver en accompagnement plutôt qu'en portion principale.
• *Cru ou cuit* : introduction d'au moins une portion d'aliments crus dans votre assiette par repas (salades, fruits frais ou jus de légumes). Les jus frais alcalins sont nécessaires à la désacidification et au rééquilibrage du pH.

Vous détenez désormais tous les éléments nécessaires à la composition d'un repas acide-base bien équilibré.

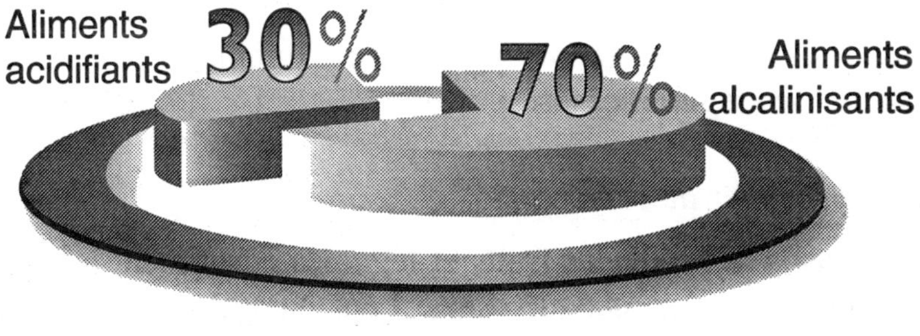


La composition de votre assiette

## Le principe du choix des aliments de la méthode acide-base

Avant d'appliquer la méthode acide-base, il est indispensable de savoir quelles sont les priorités alimentaires répondant à nos besoins.

Les grands principes consistent à consommer beaucoup de légumes, des fruits et des protéines végétales et d'y associer en quantité adéquate des féculents et des protéines, ainsi que de « bons » lipides. Une consommation d'aliments acidifiants doit toujours être compensée par des aliments alcalinisants. Nous allons à présent décrire les grands groupes alimentaires.

### ➤ *Les glucides*

Les glucides, aussi appelés hydrates de carbone ou sucres existent dans l'alimentation sous deux formes : les *sucres simples*, comme le saccharose (le sucre de table) ou le fructose (le sucre des fruits) ; les *sucres complexes* comme l'amidon des légumes, des céréales et des légumes secs.

Les « bons » glucides se trouvent dans les aliments non raffinés à faible index glycémique, comme les fruits et les légumes. Ils sont donc à consommer en priorité, de même que les glucides à grains entiers (par exemple le pain complet) et les légumineuses.

#### *À consommer de préférence*

Dans la MAB, les fruits et légumes constituent les éléments de base de chaque repas. Leur caractère alcalinisant permet de compenser la production d'acides par l'organisme. Ils ont aussi pour fonction d'équilibrer la part de protéines absorbées au cours d'un repas. Ce sont les aliments les plus riches en vitamines, en minéraux et en antioxydants. Leur taux de glucides est bien inférieur à celui des féculents (pain, pâtes, riz, pommes de terre) et leur teneur calorique reste modeste.

Autre qualité nutritionnelle : ils contiennent une grande quantité de cellulose, le principal glucide constituant des végétaux. La cellulose réduit la vitesse d'absorption des glucides et maintient la stabilité du taux d'insuline. Le taux de sucre sanguin s'en trouve stabilisé.

Toutefois, les fruits et les légumes ont aussi leurs faiblesses. Cuits, ils ne contiennent pas autant de vitamines que lorsqu'ils sont crus. D'autre part, même s'ils sont alcalinisants, certains possèdent une forte teneur en sucres. Il faut donc modérer la consommation des fruits les plus sucrés en cas de problème de surpoids.

### *À éviter ou à modérer*

Il faut écarter les glucides raffinés car ils apportent des calories et très peu d'éléments nutritifs, sans oublier qu'ils provoquent une sensation de faim, voire de fringale. Les céréales sont acidifiantes et ne sont donc pas adaptées à notre programmation génétique. Malgré cela, elles couvrent aujourd'hui 50 à 55 % de nos besoins énergétiques, principalement sous la forme de féculents et de céréales raffinés. Autant de sucres rapides qui élèvent l'index glycémique des repas et provoquent une sécrétion exagérée d'insuline.

Une consommation excessive d'aliments à base de farine blanche favorise donc le surpoids et augmente le risque de maladies chroniques (diabète et maladies cardiovasculaires). L'idéal est de réduire les apports en céréales raffinées (pain blanc, biscuits sucrés, riz blanc, riz soufflé, pâtes blanches).

Le cas des céréales complètes est intéressant car leur richesse en fibres et leur plus faible index glycémique en font des aliments sains. Cela compense bien leurs propriétés légèrement acidifiantes. On peut donc les consommer.

## Deux cas particuliers

**La pomme de terre**

*A priori*, il peut sembler étonnant que la MAB recommande ce tubercule, rarement conseillé dans les régimes amincissants. Pourtant, consommée occasionnellement et en quantité modérée, la pomme de terre dispose de certains atouts. Cuite avec la peau, elle présente après refroidissement un faible index glycémique. Surtout, la pomme de terre est un aliment alcalinisant. Elle possède la particularité de ne pas être trop riche en phosphore et d'accumuler du potassium sous la forme de sels organiques qui exercent un effet alcalinisant sur l'organisme.

À condition d'en maîtriser la consommation, les pommes de terre cuites à l'eau peuvent donc être consommées de temps en temps en accompagnement d'un plat.

**Le pain**

Le pain blanc est pauvre en vitamine B, minéraux, protéines, acides gras essentiels et fibres. Il apporte donc des « calories vides ». Son index glycémique est élevé.

Le *pain intégral* est le plus indiqué car son index glycémique est bas (40). Il est pétri avec une farine intégrale grossière, non tamisée et avec un levain naturel.

### ➤ *Les protéines*

Tout à fait vitale, la proportion des protéines dans l'assiette doit être néanmoins raisonnée. En effet, une fois assimilées, les protéines animales génèrent des acides qui sont neutralisés par les systèmes tampons. Si cet apport est trop élevé, la neutralisation de ces acides oblige l'organisme à puiser dans ses réserves alcalines, notamment osseuses.

Indispensables, les protéines (ou protides) constituent les « briques » de l'organisme. Elles sont nécessaires à son bon fonctionnement car elles permettent de fabriquer et de renouveler les muscles, les os, les organes et tous les autres tissus du corps.

Elles stimulent la sécrétion du glucagon, une hormone dont l'action s'oppose à celle de l'insuline et empêche la prise de poids. Les fringales et la fatigue mentale sont en effet dues à une carence en glucagon. Le rôle de ce dernier est aussi de stimuler la libération des glucides stockés dans le foie afin de fournir du glucose au cerveau.

## *À consommer de préférence*

Il faut savoir alterner la consommation de protéines animales avec celle de protéines végétales (légumineuses, soja et noix).

• *Les légumineuses,* telles que les haricots secs (rouges, noirs et blancs), pois chiches, pois cassés, châtaignes et lentilles, sont des aliments assez riches en protéines qui totalisent un faible apport calorique. De plus, les légumineuses nous rassasient et nous apportent du magnésium. Idéales pour atténuer les conséquences des apports d'acides gras saturés, les protéines végétales sont en outre entourées de fibres. Elles favorisent ainsi un meilleur transit intestinal. Les légumineuses peuvent être appréciées cuites accompagnées de légumes verts également cuits, ou en soupe. Elles doivent être combinées selon la règle des 70/30.

• *Les poissons sauvages,* en particulier ceux des mers froides, font partie des aliments les plus recommandés par la MAB.

Le saumon, le maquereau, les sardines ou le hareng, notamment, apportent des acides gras poly-insaturés de type oméga-3 qui permettent de retarder les réactions inflammatoires et jouent un rôle dans la prévention des accidents cardio-vasculaires. Le poisson est riche en protéines alimentaires complètes qui renferment tous les acides aminés requis pour la fabrication de nouvelles protéines.

*À éviter ou à modérer*

Les protéines animales sont trop souvent privilégiées dans notre alimentation. La consommation excessive de viande d'élevage (porc, bœuf, etc.), de produits laitiers ou d'œufs est un facteur d'acidification de l'organisme particulièrement néfaste. Leur teneur en acides gras saturés est un risque supplémentaire de développement des maladies cardio-vasculaires.

*Comment calculer ses besoins en protéines ?*

Pour apprendre à maîtriser la règle des 70/30, il faut d'abord déterminer le potentiel acidifiant des aliments que vous consommez habituellement (voir le tableau du PRAL, p. 152). Ensuite, vous devez connaître votre besoin quotidien en protéines, qui varie en fonction du poids de chaque individu. La quantité à respecter est d'environ 0,7 à 1 gr par kilo de poids et par jour. Par exemple, le besoin journalier en protéines pour une personne pesant 70 kilos est d'environ 70 gr. Attention : cela ne signifie pas qu'il faut consommer 70 gr de viande ou de poisson. Les protéines n'entrent que pour environ 20 % dans la constitution d'un aliment protéiné tel que la viande ou le poisson. Si vous mangez une sole de 100 g, l'apport en protéines ne s'élèvera donc qu'à 20 g environ.

La quantité de protéines nécessaire varie également avec le niveau d'activité physique d'un individu. En effet, plus l'effort fourni est intense, plus la nourriture ingérée est assimilée rapidement. D'où un besoin accru en protéines alimentaires, nécessaires pour réparer et régénérer les muscles sollicités au cours de l'effort physique.

Lorsque vous aurez établi votre besoin en protéines et saurez comment compenser leurs effets grâce à la consommation de fruits et légumes à faible index glycémique, il vous faudra les répartir entre les trois repas quotidiens et vos collations.

POUR INFORMATION

Les protéines peuvent se présenter sous la forme d'aliments naturels ou de sachets de poudre protéinée d'utilisation pratique.

### ➤ *Les lipides et les acides gras*

Les graisses sont indispensables à notre organisme. C'est grâce à elles que s'effectue la synthèse des hormones, la fabrication des parois des cellules et le stockage de l'énergie. Comme les fibres, elles ralentissent la vitesse d'absorption des glucides. Les graisses ne sont pas directement responsables du surpoids puisque, tant que le niveau d'insuline reste bas, elles sont en grande partie brûlées. Essentielles pour rester en bonne santé, il ne faut donc pas toutes les craindre.

La méthode acide-base recommande les poissons gras qui contiennent des graisses protectrices appelées oméga-3, ainsi que les huiles riches en acides gras protecteurs telles que l'huile d'olive et de colza.

## Quelques définitions pour mémoire

Les lipides sont soit d'origine animale, soit d'origine végétale. Les fruits oléagineux (noix, amandes, pignons de pin, cacahuète et olives), les graines et certains autres fruits comme l'avocat sont naturellement riches en lipides.

On peut classer les acides gras en trois catégories :

— les acides gras saturés, que l'on trouve dans la viande, la charcuterie, les œufs et les laitages entiers (lait, beurre, crème, fromage), ainsi que dans les huiles de palme et de coco ;

— les acides gras mono-insaturés, que l'on trouve dans l'huile d'olive, les avocats, les graisses d'oie et de canard, le foie gras ;

— les acides gras poly-insaturés, notamment les oméga-3 et les oméga-6. Les poissons gras, les crustacés, l'huile de colza sont riches en oméga-3, dont de nombreuses études attestent les bienfaits. Ils assurent une croissance normale et préviennent le vieillissement.

Il est aussi démontré qu'ils participent au bon fonctionnement du système cardio-vasculaire. Ils améliorent la circulation sanguine et sont particulièrement appréciés pour leurs effets anti-inflammatoire et hypotenseur.

À ces nombreuses vertus s'ajoute le rôle antidépresseur des oméga-3, qui rétabliraient l'équilibre psychique en stabilisant les membranes du cerveau.

### *À consommer de préférence*

Remplacer les acides gras saturés par des acides gras mono-insaturés ou poly-insaturés de type oméga-3 permet de réduire le taux de maladies coronariennes. C'est un moyen sûr, efficace et agréable de se protéger.

### *À éviter ou à limiter*

Les acides gras saturés que l'on trouve dans la viande rouge et les produits laitiers entiers doivent être réduits. Les acides gras poly-insaturés oméga-6 sont à limiter pendant le régime, car, en excès, ils sont néfastes. Il a été démontré scientifiquement que plus la quantité d'acides gras oméga-6 alimentaires est importante, plus le taux de maladies coronariennes est élevé.

Quant aux acides gras trans, ce sont des substances néfastes obtenues à partir d'huiles végétales chauffées à très haute température, que l'on a enrichies en hydrogène pour les stabiliser. Ces substances contiennent des molécules transformées que notre organisme ne peut métaboliser.

En 1993, les résultats d'une étude menée par le docteur Walter Willet, doyen du département de nutrition de la Harvard School of Public Health, ont démontré que les femmes qui consomment des proportions élevées de gras trans sont une fois et demie plus exposées aux maladies coronariennes que les autres.

## ➤ *L'hydratation*

*Vous êtes ce que vous mangez... et aussi ce que vous buvez*

Eau antistress, eau beauté, eau amaigrissement... cet élément vital n'est pas seulement désaltérant : il procure santé et bien-être.

L'hydratation est un fondement de la méthode acide-base. Le corps utilise l'eau pour diluer les excès d'acide, puis pour les éliminer par le biais des urines et de la sueur. Une alimentation à forte teneur en eau chasse naturellement les déchets acides de l'organisme, tout en activant les organes d'élimination et en régulant le transit intestinal.

Plus vous buvez, moins votre corps emmagasine de déchets.

Le corps humain étant, comme vous le savez, composé de 70 % d'eau, vous priver de ce précieux liquide entraînerait rapidement des complications pour votre santé. La qualité de l'eau que vous buvez est également importante : boire des eaux au contenu minéral mal équilibré peut compromettre votre santé. Lorsque vous buvez suffisamment d'eau, celle-ci apporte son pourcentage de minéraux à votre organisme, ce qui est bénéfique à l'activité musculaire et favorise la décontraction après l'effort.

Il suffit d'avoir connu les « coups de pompe » de la déshydratation pour savoir à quel point l'eau est capitale pour l'organisme. Si, comme la plupart des gens, vous buvez uniquement lorsque vous ressentez la soif, vous faites peut-être partie de ceux qui se trouvent en déshydratation chronique, c'est-à-dire qui ne boivent pas les 1,5 l à 2 l d'eau recommandés par jour.

L'eau corporelle doit être renouvelée chaque jour, puisque nous en éliminons de 2,5 l à 3 l par la respiration, la sueur et les urines.

Une bonne eau se mesure à sa composition en minéraux. Certes, mais cette affirmation n'est pas suffisante. Il vous faudra, aussi et surtout, la choisir en fonction du critère de l'équilibre acide-base.

### *Bien choisir son eau pour protéger ses os*

La qualité de l'eau ne se mesure pas à sa saveur (amère, salée, neutre, etc.), mais dépend de sa composition minérale.

Nos assiettes, comme nos verres d'eau, contiennent des minéraux que l'on peut répartir en deux camps selon qu'ils tendent à acidifier ou à alcaliniser l'organisme. Dans le premier, acidifiant, on retrouve le soufre, le phosphore et le chlore. Dans le second, alcalinisant, on a affaire au calcium, au magnésium, au sodium et au potassium.

Une eau riche en calcium et respectant l'équilibre acide-base contribuera à la protection contre l'ostéoporose. Elle est aussi conseillée pour prévenir les caries, les crampes, les troubles du sommeil.

Les eaux contenant une forte quantité de magnésium aident à évacuer le stress ou la nervosité. Elles contribuent également à la croissance, le magnésium permettant au calcium de mieux se fixer sur les os. Le sodium aide à lutter contre les crampes, l'asthénie, ou les troubles de mémoire chez les personnes âgées. Le potassium exerce une action sur l'insomnie, la fatigue, et aussi sur les crampes. Les bicarbonates facilitent la digestion et jouent un important rôle alcalinisant. Les eaux sulfatées associées au calcium et au magnésium améliorent le transit intestinal. Le fluor prévient les caries. Le silicium joue un rôle dans l'élasticité des tissus, la formation des os et des cartilages.

POUR INFORMATION

Les apports journaliers recommandés pour un adulte sont en moyenne de 900 mg de calcium, 360 mg de magnésium, 16 mg de fer et 2 mg de fluor.

Les eaux les plus alcalinisantes sont celles qui sont les plus riches en bicarbonates. Toutefois, certaines d'entre elles, bien que présentant de très bons résultats PRAL en matière de bicarbonates, ne pourront pas être consommées quotidiennement, à cause d'une teneur trop élevée en fluor. En effet, ce minéral se révèle toxique pour l'organisme au-delà d'un certain taux et, de plus, ces eaux riches en fluor sont très pauvres en magnésium et en calcium.

### *Le thé*

C'est l'autre boisson santé par excellence – en particulier le thé vert, à condition de le choisir pauvre en théine et de le boire peu infusé. Il est riche en polyphénols, puissants antioxydants qui préviennent le risque cardio-vasculaire et le vieillissement.

### *Les jus*

Les jus de fruits à faible index glycémique et les jus de légumes frais offrent tous les bienfaits des fruits et des légumes. Cependant, bus en quantité importante, ils fournissent à l'organisme une proportion significative de sucres et de calories. L'équilibre glucidique et l'équilibre acide-base peuvent en être perturbés.

Se presser un jus de fruits revient à augmenter l'index glycémique du fruit car la plupart de ses fibres sont éliminées. Il vaut donc mieux les consommer entiers.

N'oublions pas d'ajouter le miso à nos boissons recommandées. Cette soupe japonaise possède un puissant pouvoir dépuratif. Préparée avec des fèves de soja fermentées, elle participe à la régénération de la flore intestinale.

Enfin, il faut écarter les boissons édulcorées, les sodas, les jus de fruits industriels, trop concentrés en sucres.

### *Les aliments alcalinisants vous hydratent*

Avec la méthode acide-base, vous consommerez des aliments qui hydratent votre organisme dans les proportions suivantes :

**Pourcentage d'eau dans les aliments hydratants de la méthode acide-base**

| | |
|---|---|
| Laitue | 96 % |
| Concombre | 96 % |
| Radis | 95 % |
| Pastèque | 94 % |
| Céleri | 94 % |
| Tomate | 93 % |
| Épinard | 92 % |
| Aubergine | 92 % |
| Chou | 92 % |
| Brocoli | 91 % |
| Carotte | 91 % |
| Betterave | 91 % |
| Chou-fleur | 91 % |
| Framboise | 90 % |
| Pêche | 90 % |
| Soupe de légumes | 90 % |
| Orange | 88 % |
| Pomme | 85 % |

## *Comment consommer les fruits*

### DOIT-ON PELER LES FRUITS ?

La richesse en fibres de la peau des fruits leur confère des qualités. En effet, l'absorption des vitamines est meilleure et l'index glycémique est abaissé. Les fruits dont la peau est comestible peuvent donc être mangés sans être pelés.

FAUT-IL MANGER LES FRUITS AVANT OU APRÈS LES REPAS ?

Certaines personnes ne digèrent pas les fruits consommés en fin de repas. Si tel est votre cas, préférez-les en début ou en dehors des repas. Quoi qu'il en soit, les fruits rouges sont toutefois plus faciles à digérer car ils sont peu sujets à la fermentation.

FRUITS ET SPORT

Les fruits apportent une énergie assez facilement utilisable par les muscles donc non stockée sous forme de graisse.

L'utilisation des fruits secs est envisageable avant, pendant et après un effort physique intense.

## Les compléments alimentaires de la méthode acide-base

Nous avons déjà expliqué qu'il devient de plus en plus difficile de conserver l'équilibre acide-base en raison des mauvaises habitudes alimentaires et du stress psychique et physique, facteurs qui provoquent une hyperacidité de l'organisme.

### ➤ *Quel est le rôle des compléments alimentaires ?*

Il est vrai qu'une alimentation alcalinisante et une bonne hygiène de vie réduisent l'acidité. Mais, dans certains cas, elles ne suffisent pas à elles seules à atteindre et à conserver durablement l'équilibre acide-base. En tamponnant l'excès d'acides par des compléments alcalinisants, la MAB vous aide à retrouver le chemin vers l'équilibre optimal.

Parallèlement à la mise en œuvre d'une nouvelle stratégie nutritionnelle, la prise de suppléments alcalinisants est donc conseillée. Mais, il est illusoire de s'imaginer qu'en faisant baisser artificiellement le taux d'acidité, nous pourrons continuer à conserver nos mauvaises habitudes alimentaires. En effet, bien que les compléments basiques soient d'une importance majeure dans le rééquilibrage acide-base, ils ne sont efficaces qu'associés à de nouveaux comportements alimentaires.

Une fois l'équilibre retrouvé, l'absorption de compléments alcalinisants sera aisément remplacée par le simple respect d'un mode de vie et d'une alimentation adéquate.

### ➤ *Les effets positifs de la supplémentation*

La prise de ces compléments diminue l'acidité de l'organisme et augmente la vitalité générale en atténuant les symptômes douloureux provoqués par une surcharge en acides. Une étude clinique[1] effectuée sur 37 patients souffrant de polyarthrite rhumatoïde a démontré que la supplémentation alimentaire en substances basiques pendant douze semaines entraîne les bienfaits suivants :

– qualité de vie améliorée par une réduction de la douleur ;
– plus grande mobilité des articulations affectées ;
– diminution des traitements médicamenteux antirhumatismaux.

La disparition des douleurs est liée à la diminution de la concentration en acides dans l'organisme, non à leur élimination totale. Celle-ci n'interviendra qu'à la condition de suivre ensuite fidèlement les préceptes de la méthode acide-base.

1. Cseuz R. M. *et al.*, « Alkaline mineral supplementation for patients with rheumatoid arthritis », *Rheumatology,* 2005, 44 (supplément 1), i 79.

### ➤ *Les minéraux de base des compléments alimentaires de la MAB*

Les compléments nutritionnels alcalinisants se présentent généralement en poudre ou en comprimés facilement assimilables et sont essentiellement composés de sels minéraux et d'oligoéléments. Il s'agit d'une formule à base de magnésium, calcium et potassium sous forme de citrates, agissant comme tampons contre les acides.

• *Le magnésium* est le minéral qui joue un rôle capital dans le fonctionnement du système nerveux et de l'immunité. Cette substance est primordiale dans la gestion de l'équilibre acide-base. Le magnésium est également essentiel dans le traitement des maladies cardio-vasculaires.

• *Le calcium* est le minéral le plus représenté dans l'organisme. Présent surtout dans le squelette, il permet de neutraliser les acides. Il est aussi indispensable à la santé d'autres tissus, notamment ceux du système nerveux.

• *Le potassium* est très utile dans les échanges cellulaires ; en situation de carence, crampes musculaires, fatigue et problèmes cardiaques apparaissent.

• *Le sélénium, le cuivre, le manganèse et le zinc* sont des antioxydants de premier choix de la méthode acide-base souvent associés à la formule de base.

Comme leur nom l'indique, les antioxydants protègent nos cellules de l'oxydation, synonyme de vieillesse.

Les antioxydants sont classés en trois catégories : les vitamines (C, E et bêtacarotène), les oligoéléments (sélénium, cuivre, manganèse et zinc), et de nombreux autres micronutriments d'origine végétale comme les polyphénols.

Ces compléments alimentaires existent sous des formes naturelles et sont hautement assimilables. Ils sont très utiles pour régénérer un organisme en état d'acidose latente.

### ➤ *Les plantes médicinales*

Outre les préparations contenant des minéraux, les naturothérapeutes recommandent une gamme de plantes destinées à drainer un maximum de toxines de l'organisme en stimulant les facteurs d'élimination.

Ces plantes peuvent être utilisées sous des formes variées : tisanes, infusions ou gélules.

Il est intéressant d'adjoindre à nos deux litres d'eau quotidiens des phyto-complexes (extraits végétaux). Soigneusement formulés, ils améliorent la fonction rénale, la fonction hépatique, la circulation sanguine, la détente, l'équilibre intestinal et l'activité des glandes sudoripares.

# *Les cinq phases de la méthode acide-base*

Le programme d'adaptation au style de vie acide-base se déroule généralement sur vingt-huit jours. Il comprend cinq phases qui modifient progressivement le mode d'alimentation. Il est simple, pratique, naturel et efficace.

Les différentes phases de la MAB visent à éliminer les résidus acides et à retrouver l'équilibre, symbole d'harmonie interne. Cette action sur le métabolisme participe à la prévention des maladies chroniques, d'où un effet antivieillissement accompagné d'une perte de poids. Ainsi, l'organisme fonctionne dans de meilleures conditions et vous met en situation de mieux gérer le stress et les émotions.

1. Phase de transition.
2. Phase de détoxination ou phase détox.
3. Phase alcalinisante.
4. Phase reminéralisante.
5. Phase de maintenance.

- *La phase de transition* dure sept jours. Elle repose sur la « descente alimentaire » et prépare l'organisme à la phase suivante.
- *La phase de détoxination ou détox*, la plus restrictive, est facultative. Elle est aussi appelée *week-end détox* (samedi et

dimanche). Cette étape consiste à suivre une cure végétale détoxinante, composée exclusivement de soupes et de jus de légumes. Son but est la mise au repos du système digestif et la désacidification de l'organisme.

• La *phase alcalinisante* dure sept jours (renouvelables). Son objectif est d'augmenter les réserves alcalines du corps. Elle consiste en une consommation de fruits à index glycémique faible, de légumes (en jus ou crudités) et de protéines végétales.

• La *phase reminéralisante* réintroduit les viandes maigres, les poissons gras et des fruits à index glycémique modéré. Elle dure douze jours.

• Enfin, au cours de la *phase de maintenance,* sont réintroduits les aliments acidifiants, avec la règle de compensation des 70/30.

À partir de cette phase, **vous intégrez complètement le mode de vie acide-base à votre quotidien.** C'est une nouvelle manière de vous nourrir, en mangeant des aliments que vous aimez et qui sont excellents pour votre santé.

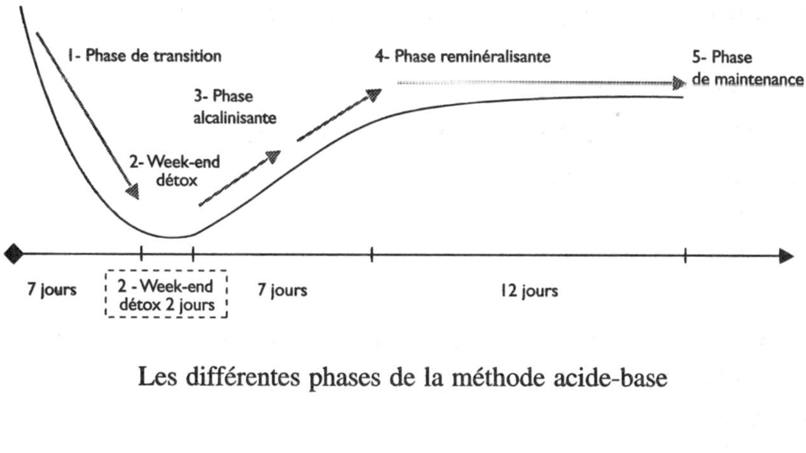


Les différentes phases de la méthode acide-base

## Purifier l'organisme, préambule indispensable à l'équilibre acide-base

### ➤ *Neutraliser et éliminer les acides*

Pour les naturothérapeutes, l'acidification a deux origines : l'apport excessif d'acides et leur élimination insuffisante. Le seul moyen d'améliorer cette dernière consiste à mieux stimuler les organes chargés de l'élimination des acides ; ce sont d'une part les reins et la peau, d'autre part les poumons. La distinction entre ces deux groupes tient à la nature des acides qu'ils traitent. Aux reins et à la peau revient l'élimination des acides forts issus en général des protéines animales, les poumons se chargeant de l'élimination des acides faibles en provenance des végétaux.

#### *Le drainage des acides par les reins*

Quoique spécialisés dans le traitement des acides forts, les reins ne peuvent les éliminer qu'en quantité restreinte en raison de la complexité de l'opération. Les déchets sont filtrés hors du sang, puis dilués dans l'urine. Ils sont ensuite conduits jusqu'à la vessie pour y être stockés avant d'être expulsés de l'organisme par voie urinaire.

Ce système d'élimination ne suffit pas toujours à chasser de l'organisme les acides produits chaque jour. Boire en grande quantité est un moyen efficace de stimuler les reins. Dans ce cas, le volume sanguin augmente et la quantité d'urines, c'est-à-dire la diurèse, s'en trouve ainsi accrue.

Il est donc possible de stimuler les reins pour les aider à évacuer davantage d'acides. C'est l'objectif de la phase de drainage.

## *Le drainage des acides par la peau*

Autre voie d'élimination des acides : la sueur. Les glandes de la peau, appelées glandes sudoripares, agissent comme un filtre sur les acides et les toxines qui sont ensuite évacués de l'organisme par la sueur. Pour cela, la circulation sanguine au niveau de la peau doit être efficace.

Il existe différents moyens de provoquer ou d'accroître la sudation. L'exercice physique et les contractions musculaires que celui-ci provoque stimulent la circulation sanguine. Ainsi, un demi-litre de sueur peut être éliminé en seulement une heure d'activité physique.

L'apport de chaleur par la pratique du sauna favorise aussi la sudation, donc une élimination d'acides, grâce à la dilatation des vaisseaux qu'il provoque. Une séance de sauna d'une heure permettra l'élimination de 1 litre à 1,5 litre de sueur.

Dans des conditions normales, nous perdons entre 1 et 1,5 litre de sueur par jour, phénomène presque invisible en raison d'une évaporation rapide. Avis aux sédentaires chez qui la sudation peut se réduire à un demi-litre par jour : l'élimination des acides par la peau est alors très faible.

Outre l'exercice physique et le sauna, les bains hyperthermiques ou bains chauds permettent une meilleure élimination des acides par la peau.

## *Le drainage des acides par les poumons*

Les poumons se chargent de l'oxydation des acides et de leur élimination par voie respiratoire. Au repos, un homme inspire environ un demi-litre d'air à chaque inspiration ; il en inspire le double s'il est en activité et dix à douze fois plus s'il s'agit d'un sportif en plein effort.

Nous avons d'autant plus besoin d'oxygène que notre activité physique est importante. Si notre apport en oxygène est insuffisant, nous risquons l'acidification. Il faut donc améliorer notre amplitude respiratoire en privilégiant les activités physiques telles que la marche, la course à pied, le cyclisme, la gymnastique et la natation qui sont des sports d'endurance. Ceux-ci favorisent également le drainage des acides en stimulant notre circulation lymphatique. N'oublions pas que l'activité physique devrait être la plus fréquente possible, c'est-à-dire quotidienne.

*Le rôle du foie*

Le foie est l'usine de traitement et la fabrique métabolique la plus active du corps. C'est aussi un organe capital car il remplit un grand nombre de fonctions métaboliques. Tout ce qui est absorbé passe par le foie qui joue un rôle de filtre recyclant et expulsant les toxines.

Si la quantité de toxines et de résidus acides présents dans le corps dépasse ses capacités de traitement, le foie n'est plus en mesure d'effectuer efficacement son travail.

La cure de drainage proposée dans la méthode acide-base est indispensable. Elle soulage le travail du foie et améliore son fonctionnement.

*Le système lymphatique*

Le système lymphatique est au corps ce que le tout-à-l'égout est à nos villes : un réseau parallèle au circuit sanguin qui recueille et emporte les déchets des cellules. Ces déchets sont ensuite filtrés par les ganglions lymphatiques qui détectent d'éventuels envahisseurs infectieux, avant de repartir dans le sang pour être ensuite traités et éliminés par le foie.

Lorsque le système est engorgé par un excès de toxines ou par une infection, il se dérègle. Le débit de la lymphe se ralentit, les cellules sont mal alimentées et peu protégées, les ganglions lymphatiques se congestionnent. Démangeaisons, fièvre, douleurs, courbatures, mal de gorge et rétention d'eau sont les signes visibles de la congestion lymphatique. Il est alors nécessaire de stimuler le système lymphatique. Un des moyens les plus efficaces est le drainage lymphatique qui consiste en des massages lents, très doux et réguliers, sur l'ensemble du corps.

### *Le rôle de l'intestin*

L'intestin et la flore intestinale jouent un grand rôle dans le maintien de l'équilibre acide-base.

L'intestin constitue notre principal organe d'assimilation et de défense ; il est en bonne santé lorsqu'il remplit correctement ses fonctions digestives et immunitaires.

Or une alimentation excessive et déséquilibrée surmène l'intestin. En ignorant les signes de fatigue intestinale, nous exposons l'organisme à de sérieux dysfonctionnements. La régénération de la flore intestinale et le traitement des symptômes aident à retrouver un bon équilibre acide-base.

## ➤ *Les bienfaits du drainage de la méthode acide-base*

La cure de drainage est privilégiée par les naturothérapeutes pour éliminer les toxines et revitaliser le corps. Elle commence lentement, en renforçant le système digestif dans un premier temps, afin d'adapter les organes d'élimination au processus de nettoyage. Ses principaux objectifs sont clairs.

### *Faciliter la digestion*

Nous l'avons vu, une mauvaise digestion contribue à augmenter le niveau d'acidité de l'organisme. Alors qu'une bonne digestion est corrélée au bon fonctionnement des organes d'élimination des déchets acides.

*Renforcer le système immunitaire*

Une concentration importante de résidus toxiques et d'acides dérègle le fonctionnement du système immunitaire dont la mission est de nous protéger des agressions virales et bactériennes. Les premiers signes de dérèglement sont l'apparition d'allergies et d'indigestions. En désacidifiant l'organisme, la cure de drainage renforce donc nos défenses.

*Évacuer le stress*

Avec ses conséquences sur la digestion et les sécrétions hormonales, une hyperacidité est source d'anxiété, le stress étant lui-même à l'origine de pathologies comme les maladies cardio-vasculaires ou peut-être certains cancers. En rétablissant un confort physique, la cure de drainage agit sur le psychisme.

# *Vingt-huit jours pour retrouver la vitalité !*

Le programme nutritionnel de la méthode acide-base s'organise en plusieurs phases, dont chacune constitue une expérience personnelle enrichissante. Vous allez vivre autrement et concevoir différemment votre alimentation et votre mode de vie. Ce changement vous conduira à acquérir des automatismes à long terme qui feront partie intégrante de votre quotidien.

## Phase 1 : la transition vers la méthode acide-base – les principes

Cette étape est essentielle. Elle a pour but de préparer votre corps à la phase détox et de changer graduellement vos habitudes alimentaires. Sa durée ? Sept jours. Une petite semaine au cours de laquelle vous maîtriserez progressivement les nouvelles habitudes que vous conserverez dans le futur.

### ➤ *Pas de changement radical !*

La « descente » alimentaire vers la deuxième phase doit se faire de manière méthodique sur plusieurs jours.

## En préambule, un peu de ménage !

Avant d'entamer le programme nutritionnel de la méthode acide-base, vous devez faire un peu de ménage et éliminer les tentations qui vous guettent.

**Réorganisez votre cuisine**

Durant votre première semaine de régime, vous devez faire de votre cuisine un espace favorable à l'équilibre acide-base. Débarrassez-vous des aliments néfastes à cet équilibre et remplacez-les par ceux qui s'intègrent à votre nouveau projet alimentaire. Votre réfrigérateur doit accueillir des hôtes dignes de vos bonnes résolutions : des denrées qui vous feront perdre du poids et vous préserveront des maladies.

**Les bons gestes**

Triez d'abord les aliments qui pourraient faire pencher la balance acide-base du mauvais côté : mettez dans un grand sac tous les glucides défavorables comme les pâtes, le riz, les céréales séchées et les farineux. Puis rangez-les dans une boîte scotchée.

### ➤ *Le petit déjeuner*

Durant cette phase de transition, vous allez diminuer progressivement les aliments acidifiants et opter pour des aliments alcalinisants sous forme liquide.

• *Les apports glucidiques* : les fruits à index glycémique élevé sont supprimés. Ne conservez que les glucides à faible index glycémique (inférieur à 35), d'abord sous forme solide, puis sous forme de soupe.

• *Les apports protéiques* : les protéines végétales sont prioritaires, le lait est remplacé par des laitages allégés ou du lait de soja ou d'amande. Dès le quatrième jour, la *crème-base* (voir recette p. 215) est introduite au petit déjeuner. À la veille de la phase détox, il n'y a pas de prise de protéine.

• *Les apports lipidiques* : les laitages pris en début de phase de transition sont allégés ou remplacés par du lait de soja ou d'amande.

### ➤ *Le déjeuner et le dîner*

Les aliments acidifiants doivent progressivement laisser place aux aliments alcalinisants liquides.

• *Les apports glucidiques* : la pâtisserie est oubliée au profit des fruits entiers, des compotes ou des salades de fruits à faible indice glycémique.

• *Les apports protéiques* : la viande rouge est remplacée par de la volaille, du poisson gras, du poisson blanc ou du blanc d'œuf ; les protéines animales sont supprimées au cinquième jour ; le relais est pris par des protéines végétales (crèmes, soupes ou sachets de protéines).

• *Les apports lipidiques* : les graisses saturées cèdent la place à des graisses poly-insaturées sous forme de poisson gras et à des graisses mono-insaturées (huile d'olive, de colza, avocat). Ces apports lipidiques sont supprimés au cinquième jour.

### ➤ *Votre agenda de la semaine*

*Jour 1 : retour vers la nature*

LES BONNES RÉSOLUTIONS

Faites l'inventaire du réfrigérateur. Jetez tous les produits contenant des colorants artificiels. Éliminez les jus de fruits industriels. Prenez l'habitude de lire les étiquettes sur les emballages de vos aliments.

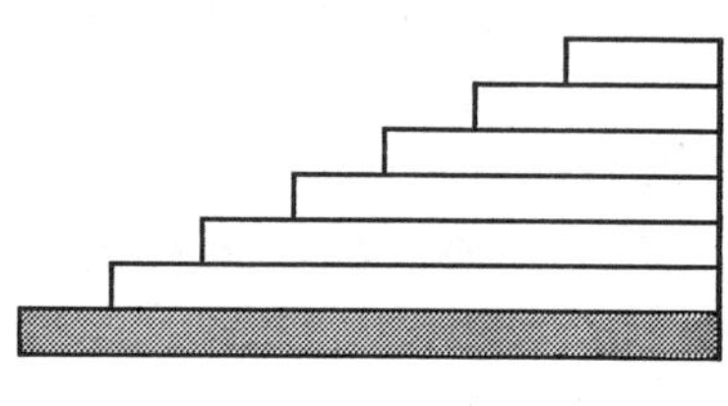

• *Au réveil*, buvez un grand verre d'eau fraîche (ou tiède) avec un trait de jus de citron. Recommencez toutes les heures jusqu'à 18 heures.
• *Compléments nutritionnels* : commencez dès le premier jour à prendre les compléments nutritionnels de la MAB.
• *À éliminer* : les viandes rouges, le pain, les féculents, les gâteaux, les fromages, le beurre, le lait entier et l'alcool.

#### Petit déjeuner

• Remplacez votre confiture habituelle par des fruits frais.
• Buvez un verre de lait de soja ou une boisson protéinée.
• Prenez un yaourt nature, du fromage blanc de 0 à 20 %, un verre de lait écrémé ou un milk-shake.

Si vous le souhaitez, ajoutez un bol de flocons d'avoine sans sucre ajouté. Une cuillère à café de miel ou bien les édulcorants à base de fructose sont tolérés.

#### Collation de 10 heures

Cinq amandes ou noix du Brésil ou un verre de lait de soja (ou d'amande).

#### Déjeuner

150 g de poulet sans la peau ou 150 g de thon ou d'omelette nature ; une assiette de légumes.

Terminez le déjeuner par une tasse de thé vert ou de café décaféiné. Autorisez-vous un petit carré de chocolat noir avec le café.

#### Goûter

Une tasse de thé vert ou un verre de jus de légumes.

#### Dîner

Un petit bol de soupe de légumes ou de miso ; 150 g de poisson gras (saumon, hareng, sardine) ; une assiette de légumes ; un yaourt au soja.

Terminer le dîner par une tisane ou un thé vert.

UN PEU DE SPORT ET DE DÉTENTE

Organisez un « sas de décompression » entre le travail et la maison (promenade dans un parc ou tout simplement sur le chemin du retour). Éteignez alors votre portable afin de ne pas être dérangé : le monde peut bien se passer de vous pendant une heure ! Faites-vous plaisir en vous achetant un bouquet de fleurs.

## *Jour 2 : montée en puissance*

LES BONNES RÉSOLUTIONS

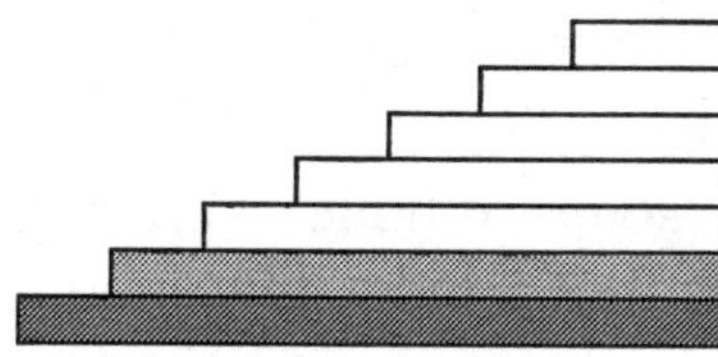

Buvez beaucoup d'eau (2 litres d'eau minérale). Réduisez votre consommation de sel. Expérimentez la règle des 70/30. Sur le plan visuel, votre assiette doit être composée au minimum de 70 % d'aliments alcalinisants (dont une salade assaisonnée d'huile d'olive ou d'huile de colza) et au maximum de 30 % d'aliments acidifiants.

• *Au réveil* : buvez un grand verre d'eau fraîche (ou tiède) avec du jus de citron. Recommencez toutes les heures jusqu'à 18 heures.

• *À éliminer* : la volaille et les fruits à index glycémique supérieur à 35.

PETIT DÉJEUNER

Un bol moyen de fruits frais à index glycémique inférieur à 35 (voir tableau p. 212) ; un verre de lait de soja ou une boisson protéinée.

Si vous le souhaitez, ajoutez un bol de flocons d'avoine sans sucre.

**Fruits à index glycémique inférieur à 35**

| | | |
|---|---|---|
| Abricot | Mandarine | Pamplemousse |
| Fraise | Myrtille | Pêche |
| Framboise | Nectarine | Poire |
| Groseille | Orange | Pomme |
| | | Prune |

COLLATION DE 10 HEURES

Cinq amandes ou noix du Brésil.

DÉJEUNER

150 g de poisson gras (saumon, hareng ou sardine) ; une assiette de légumes ou de salade verte avec une cuillerée à soupe d'huile d'olive ou de colza en assaisonnement ; un fruit à index glycémique faible.

Terminez le déjeuner par un thé vert ou un café décaféiné. Prenez un carré de chocolat noir (le dernier !) avec le café.

GOÛTER

Une tasse de thé vert ou un verre de jus de légumes.

DÎNER

Un petit bol de soupe de légumes ou de miso ; 150 g de poisson blanc poché ou grillé accompagné de légumes et une salade verte assaisonnée avec une cuillerée à soupe d'huile d'olive ou de colza.

Terminez le dîner par une tisane ou un thé vert.

UN PEU DE SPORT

Marchez pendant quinze minutes ; cessez de prendre l'ascenseur ; concentrez-vous sur votre respiration pendant l'exercice.

RÉSOLUTION RELAXATION

Allez vous promener dans un site naturel ou dans un parc. Ne regardez pas la télévision et ne lisez pas le journal. Pratiquez un exercice de relaxation de la MAB en fin de journée.

## *Jour 3 : sentez-vous la différence ?*

LES BONNES RÉSOLUTIONS

Cherchez des points de vente de produits biologiques. Commencez à programmer votre week-end détox en réfléchissant aux destinations possibles (à la campagne en bonne compagnie, par exemple). Soyez à l'écoute de votre corps. Achetez un minitrampoline.

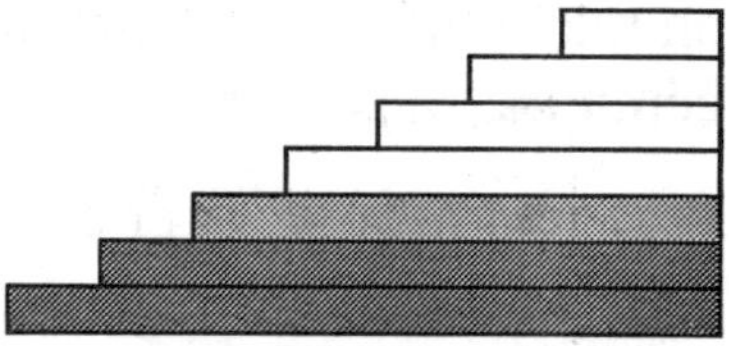

• *Au réveil* : buvez un grand verre d'eau fraîche (ou tiède) avec du jus de citron. Recommencez toutes les heures jusqu'à 18 heures.
• *À éliminer* : les aliments de la collation de milieu de matinée et le carré de chocolat du déjeuner…

PETIT DÉJEUNER

Un fruit frais à index glycémique faible ; un verre de lait de soja ou une boisson protéinée ou bien un verre de milk-shake aux fruits rouges ; une cuillerée à café de miel.
• *Recette du milk-shake* : une demi-barquette de fraises et une demi-barquette de framboises ; une poire ; 20 cl d'eau. Mixer l'ensemble.
• Si vous le souhaitez, prenez un bol de flocons d'avoine sans sucre ajouté.
• Ne prenez pas de collation. Tenez bon jusqu'au déjeuner en buvant un ou plusieurs verres d'eau minérale.

DÉJEUNER

150 g de poisson blanc grillé ; une assiette de légumes verts ; une salade verte au citron et une cuillère à café d'huile d'olive.

GOÛTER

Une tasse de thé vert ou un verre de jus de légumes.

DÎNER

Une grande assiette de légumes croquants, en purée ou en ratatouille ; une compote de fruits frais à faible index glycémique, sans sucre ajouté.

UN PEU DE SPORT ET DE DÉTENTE

Faites vingt minutes de marche active-base. Inaugurez votre nouveau trampoline.

Prélassez-vous dans un bain relaxant. Éteignez les lumières, allumez des bougies parfumées et profitez-en pour faire un masque ou un gommage.

### *Jour 4 : la crème-base*

LES BONNES RÉSOLUTIONS

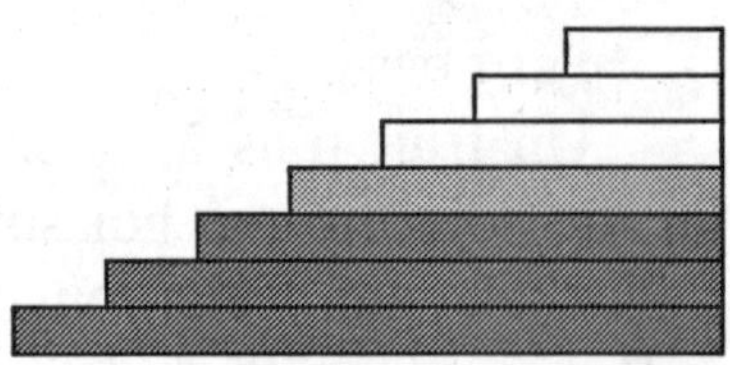

Préparez votre matériel détox : mixeur pour les jus et les bouillons et sélection de musique relaxante. Remplissez votre réfrigérateur d'aliments qui vous donneront envie de manger alcalinisant : légumes du potager, herbes de Provence et épices de toutes les couleurs. Et surtout, évitez les supermarchés, lieux de tentation et de frustration.

• *Au réveil* : buvez un grand verre d'eau fraîche (ou tiède) avec du jus de citron. Recommencez toutes les heures jusqu'à 18 heures.

• *À éliminer* : le bol de flocons d'avoine du petit déjeuner et les pommes de terre.

PETIT DÉJEUNER

Une cuillère à café de miel ; un fruit frais à index glycémique faible ; un bol de crème-base.

**Recette de la crème-base**

Elle est composée d'une salade de fruits et de fromage blanc.
— Pour la salade de fruits, prenez des framboises ou des mûres ; vous pouvez varier, mais choisissez 50 à 100 g de fruits à indice glycémique faible (pommes, poires, etc.).
— Pour le fromage blanc, mélangez 150 g de fromage blanc de 0 à 20 %, de yaourt nature à 0 % ou de yaourt au soja nature avec une pincée de cannelle ou de vanille, une cuillerée à café d'amandes en poudre ou d'amandes effilées. Mélangez le tout avec un trait de citron et une cuillère à café de miel. Ce müesli vous garantit un bon départ pour la journée.

DÉJEUNER

*Option 1* : si vous le pouvez, remplacez le poisson blanc par du soja riche en protéines (sous forme de *burgers*, de tofu ou de germes en salade) ; une assiette de légumes verts en accompagnement.

*Option 2* : autres aliments riches en protéines végétales : lentilles, pois chiches, haricots blancs ou rouges ; une assiette de légumes verts en accompagnement.

*Option 3* : une grande assiette de soupe de légumes ou salade ; une crème (boisson ou plat riche en protéines végétales de haute valeur biologique).

GOÛTER

Une tasse de thé vert ou un verre de jus de légumes.

DÎNER

Soupe de légumes et plat de légumes sans pommes de terre, par exemple avocat au citron.

## Recette de la crème d'avocat au citron

Mélangez un avocat bien mûr ; une cuillère à soupe de citron fraîchement pressé et son zeste ; quelques épices et un peu d'ail, en fonction du goût souhaité.

UN PEU DE SPORT ET DE DÉTENTE

Faites vingt minutes de marche active et dix minutes de trampoline.

Pratiquez un exercice de relaxation de la MAB. Respirez profondément avant de vous endormir (respiration abdominale, voir p. 283).

*Jour 5 : variez les légumes !*

LES BONNES RÉSOLUTIONS

Si vous fumez, réduisez votre consommation de tabac.

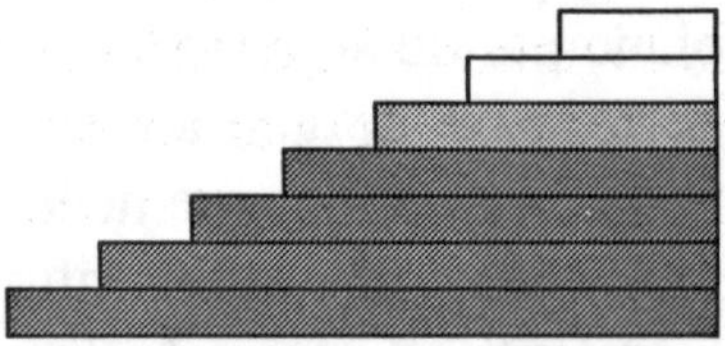

Préparez des vêtements amples et confortables pour votre week-end détox.

• *Au réveil* : buvez un grand verre d'eau fraîche (ou tiède) avec du jus de citron. Recommencez toutes les heures jusqu'à 18 heures.

• *À éliminer* : le miel et le fructose.

PETIT DÉJEUNER

Un bol de fruits rouges passés au mixeur et filtrés ; un bol de crème-base

DÉJEUNER

Une salade de soja ; un avocat au citron ; une salade de brocolis ou une ratatouille.

GOÛTER

Une tasse de thé vert ou un verre de jus de légumes.

DÎNER

Un plat de légumes (différents de ceux du jour 4, pour varier les saveurs) ; une infusion de votre choix.

UN PEU DE SPORT ET DE DÉTENTE

Faites vingt-cinq minutes de marche active et quinze minutes de trampoline.

Pratiquez un exercice de relaxation de la MAB et respirez profondément par le ventre avant de vous endormir.

## *Jour 6 : la bonne soupe !*

LES BONNES RÉSOLUTIONS

Appliquez-vous à varier les légumes afin de découvrir leurs saveurs et pensez à de futures recettes de légumes.

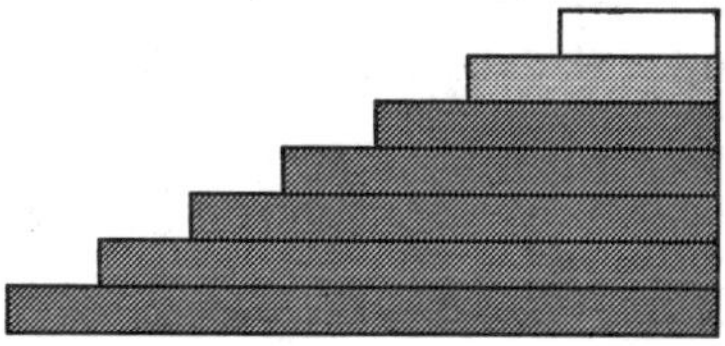

• *Au réveil* : buvez un grand verre d'eau fraîche (ou tiède) avec du jus de citron. Recommencez toutes les heures jusqu'à 18 heures.

• *À éliminer* : les légumes croquants.

PETIT DÉJEUNER

Un bol de soupe de fruits rouges ; un bol de crème-base.

DÉJEUNER

Une grande assiette de purée ou soupe de légumes ; un bol de gaspacho andalou.

GOÛTER

Une tasse de thé vert ou un verre de jus de légumes.

DÎNER

Un plat de légumes (différents de ceux du jour 5, pour tester les différentes saveurs) ; une infusion de votre choix.

UN PEU DE SPORT ET DE DÉTENTE

Faites trente minutes de marche active et vingt minutes de trampoline.

Pratiquez un exercice de relaxation de la MAB en axant votre concentration sur la respiration. Promenez-vous dans un parc et oxygénez-vous.

### *Jour 7 : veille du week-end détox*

LES BONNES RÉSOLUTIONS

Préparez votre famille et vos amis à ne pas compter sur vous ce week-end.

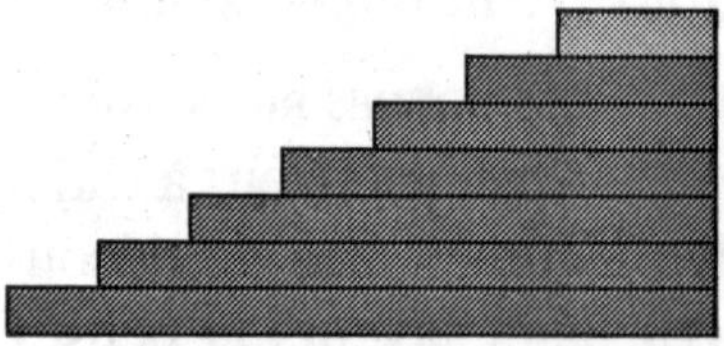

• *Au réveil* : buvez un grand verre d'eau fraîche (ou tiède) avec du jus de citron. Recommencez toutes les heures jusqu'à 18 heures.
• *À éliminer* : la crème-base et tout ce qui est de consistance solide.

PETIT DÉJEUNER

Un verre de milk-shake de fruits rouges fait avec du lait de soja ou d'amande ou bien une boisson ou crème protéinée végétale de haute valeur biologique.

DÉJEUNER

Une grande assiette de purée ou de soupe de légumes.

GOÛTER

Une tasse de thé vert ou un verre de jus de légumes.

DÎNER

Une grande assiette de soupe ou de purée de légumes.

UN PEU DE SPORT ET DE DÉTENTE

Commencez à vous mettre en mode « repos » : réduisez toute activité intense.

Couchez-vous tôt et dormez bien !

Vous êtes maintenant prêt pour la phase détox.

## Phase 2 : le week-end détox – les principes

Un pas supplémentaire vers l'équilibre métabolique optimal : le week-end détox de la méthode acide-base doit être suivi sur deux jours consécutifs à tout moment de la semaine, mais de préférence le week-end. Vivement recommandé, il reste toutefois optionnel.

Cette phase de drainage a pour but la neutralisation et l'élimination de l'acidité de votre organisme. Elle réduit la rétention d'eau et la présence d'éléments toxiques qui peuvent, à long terme, engendrer fatigue, problèmes digestifs, prise de poids et problèmes de peau.

### ➤ *Détoxination et purification : de quoi s'agit-il ?*

Que vous souhaitiez perdre du poids, stimuler votre métabolisme ou simplement rester en bonne santé, les soupes et les jus de légumes de cette phase détox sont tout à fait recommandés. Ils sont simples à préparer et peu caloriques.

Vous pouvez y ajouter des infusions de plantes, des épices et des condiments.

Les soupes de la méthode acide-base peuvent être servies sous différentes formes : épaisses, légères, veloutées ou grumeleuses. Vous pourrez les consommer par la suite à titre de prévention santé. Un grand bol de soupe de légumes frais deux fois par jour est recommandé. Les ingrédients composant les soupes ont en effet le pouvoir d'alcaliniser votre organisme.

### ➤ *Objectif*

Notre organisme se désintoxique naturellement chaque jour. Cependant, selon ce que nous mangeons, selon la façon dont nous menons notre existence et selon la manière dont réagit notre corps, il peut être nécessaire d'aider ce processus naturel.

Cette phase détox a pour but de désacidifier votre corps et de retrouver ainsi l'équilibre acide-base. La désacidification est très utile car toute autre mesure diététique n'aurait qu'un effet limité sur un organisme encrassé par les acides.

Ces deux jours vont vous apprendre à mettre au repos votre métabolisme.

### ➤ *Comment ça marche ?*

Cette cure utilise des soupes qui vous rassasient rapidement. Les recettes permettent d'utiliser une large gamme d'ingrédients riches en fibres. Grâce à elles, vous ralentissez l'absorption des glucides et prévenez une sécrétion exagérée d'insuline.

La cure se déroule idéalement sur deux jours. Toutefois, sa durée peut être augmentée à quatre jours, voire plus dans certains cas. Outre les soupes, vous buvez des jus de légumes. On y ajoute des draineurs appelés *Élixir Draine* (voir encadré).

*Pour un bon départ*

Couchez-vous tôt. Dans ce programme le sommeil joue un rôle essentiel. Évitez de voyager.

**L'Élixir Draine**

Pressez deux citrons et un demi-pamplemousse. Ajoutez 1,5 litre d'eau.
Cette boisson active les fonctions de drainage du foie, des reins, de l'intestin et de la peau.

À chaque repas, les légumes sont consommés à volonté. Cela permet d'avoir un apport d'aliments très peu caloriques, alcalinisants riches en micronutriments bienfaiteurs (vitamines, minéraux, oligo-éléments, antioxydants et fibres).

Durant cette phase de drainage, la MAB propose des soupes variées évitant ainsi le sentiment de lassitude. De plus, servie chaude, la soupe est rassasiante. Elle se suffit à elle-même.

### ➤ *Les vertus de la phase détox : soupe et jus*

Cette phase possède des vertus, alcalinisantes, diurétiques et amincissantes. Le drainage des acides hors de l'organisme par voie naturelle est amorcé. La cure vous permet de relancer votre métabolisme tout en respectant votre équilibre hormonal.

> **Les bienfaits des légumes de la phase détox**
>
> Riches en vitamines et en minéraux essentiels, les légumes renforcent les défenses de l'organisme. Leurs fibres aident à diminuer le taux de cholestérol et à réguler le taux de sucre sanguin. Rassasiantes, elles vous empêchent d'avoir des fringales au cours de la journée et améliorent le transit intestinal.
> Les légumes participent à l'alcalinisation de l'organisme. Gorgés d'eau, ils stimulent le processus d'élimination des acides.
> Ainsi, ils contribuent à atteindre l'équilibre métabolique optimal, source d'énergie et de santé.

### ➤ *Les fruits et légumes de la phase détox*

Voici la liste des ingrédients des soupes et jus du week-end détox.

## Aliments recommandés

### Légumes

Artichaut
Asperge
Aubergine
Avocat
Blette
Brocoli
Céleri
Chou de Bruxelles
Chou frisé
Chou-fleur
Chou-rave
Cœur de palmier
Courgette Concombre Cresson
Endives
Épinards
Fenouil
Germes de soja
Haricots verts
Navet
Poireau
Pois mange-tout
Radis
Tomate crue

### Fruits et épices

Ail
Cannelle
Citron jaune
Citron vert
Citronnelle
Curcuma
Gingembre
Menthe
Muscade
Pamplemousse

### Boissons

Jus de citron vert
Thé noir
Thé vert
Eau plate

## *Cure détox – Jour 1*

AU RÉVEIL

• Une tasse d'infusion citron-gingembre : pressez un jus de citron dans une tasse d'eau chaude. Ajoutez un peu de gingembre râpé. Vous pouvez remplacer le gingembre par de la cannelle.

## Le gingembre

Reconnu pour ses propriétés tonifiantes, stimulantes et revitalisantes, il est donc recommandé en cas de fatigue. Il aide à lutter contre les spasmes intestinaux douloureux et stimule la production de bile facilitant ainsi la digestion.

• Exercice de respiration profonde.
• Marche de vingt minutes, selon le concept de la marche active-base.
• Buvez une petite bouteille d'eau.

PETIT DÉJEUNER

• Un verre de jus vert ; une tasse de thé vert et un verre d'*Élixir Draine*.

DÉJEUNER

• Une grande assiette de soupe de légumes.
• Une tasse de thé vert parfumé.

L'APRÈS-MIDI

• Une tasse d'infusion citron-gingembre.
• Pratiquez vingt minutes de trampoline.
• Faites-vous masser : le massage favorise le drainage des toxines ; il est excellent pour le système lymphatique et le système nerveux.

DÎNER

• Une grande assiette de soupe de légumes.
• Une tasse d'infusion de menthe ou de camomille.
• Prenez un bain en ajoutant à l'eau des sels alcalinisants et reminéralisants, ainsi que quelques gouttes d'huiles essentielles relaxantes. Détendez-vous !
• Une tasse de tisane alcaline (p. 226) qui favorise la détente et le sommeil.

## Les jus verts au choix

**Le jus vert aux légumes**

1 botte de cresson.
1 branche de céleri.

1. Sans délier la botte, tranchez les queues du cresson et enlevez les feuilles flétries. Lavez puis égouttez et hachez-le grossièrement.
2. Faites de même avec le céleri.
3. Mettez le tout dans 1,5 litre d'eau bouillante, couvrez et laissez mijoter pendant 40 minutes.
4. Laissez infuser jusqu'à ce que le tout ait refroidi.
5. Filtrez la préparation et placez-la au frais.

Conseil : cette préparation peut être conservée pendant deux jours au réfrigérateur dans un récipient bien fermé.

**Jus d'avocat au citron**

1 avocat pelé et dénoyauté.
1 demi-concombre.
1 citron vert.
2 citrons jaunes.
10 cl de lait de noix de coco.

Mélangez les ingrédients, sucrez légèrement du fructose selon votre goût. Ajoutez des glaçons. Mixez l'ensemble.

**Le thé vert aux fruits et au gingembre**

10 à 15 g de thé vert.
2 citrons verts.
20 à 30 g de gingembre frais.
10 cl de jus de poire ou de pomme.

Portez 1 litre d'eau à ébullition. Faites infuser le thé. Épluchez et râpez le gingembre au-dessus du thé. Laissez refroidir. Ajoutez les citrons verts pressés et le jus de poire ou de pomme. Placez au réfrigérateur.

## La tisane alcaline

Mélangez 30 g de menthe douce, 30 g de feuilles de sauge, 20 g de carvi noir, 20 g de fenouil, 20 g de millefeuille et 25 g de racine de gentiane. Mettez une grande cuillerée à soupe de ce mélange dans 25 cl d'eau froide. Portez doucement à ébullition. Retirez du feu dès que l'eau commence à frémir. Couvrez et laissez reposer 10 minutes. À boire après le dîner.

*Cure détox – Jour 2 (dimanche)*

AU RÉVEIL

Buvez une petite bouteille d'eau.

N'oubliez pas de boire l'*Élixir Draine*.

- Une tasse d'infusion citron-gingembre
- Exercice de respiration profonde
- Marche active-base de vingt minutes.
- Buvez une petite bouteille d'eau.

PETIT DÉJEUNER

- Un verre de jus vert ; une tasse de thé vert.

## Les propriétés du thé vert

Le thé vert est un bon complément diététique du fait de sa haute teneur en xanthines (théine ou caféine) et en polyphénols. Il participe à la réduction du taux de cholestérol et des triglycérides, ce qui lui attribue un effet protecteur contre l'athérosclérose et les maladies cardio-vasculaires en général. Il est recommandé en cas de diabète et d'obésité.

DÉJEUNER

- Une grande assiette de soupe de légumes ; une tasse de thé rouge.

**Les propriétés du thé rouge**

Antioxydant, il a un effet protecteur sur le système cardio-vasculaire

APRÈS-MIDI

- Une tasse d'infusion citron-gingembre ; un verre de jus vert.
- Pratiquez vingt minutes de trampoline.

DÎNER

- Une grande assiette de soupe de légumes.
- Une tasse de tisane alcaline
- Une tasse d'infusion de camomille.
- Prenez un bain alcalinisant.

## Phase 3 : la phase alcalinisante – les principes

Le week-end détox vous a permis d'amorcer le processus d'élimination de l'acidité. Cette nouvelle étape va vous aider à alcaliniser votre organisme tout en réintroduisant dans votre régime alimentaire des fruits et des légumes crus, ainsi que des protéines maigres végétales.

Pour atteindre ce ratio, il suffit de privilégier les soupes, les salades de légumes, les assiettes et paniers de crudités et de les accompagner de protéines végétales.

Cette phase alcalinisante doit s'effectuer en douceur, à votre propre rythme, selon vos besoins et vos désirs.

N'essayez pas d'accélérer le mouvement et de changer radicalement d'alimentation du jour au lendemain. Cette phase d'une semaine peut être renouvelée. Dans tous les cas, vous devez respecter les deux règles suivantes :

### ➤ *Tenez compte des enseignements de la phase détox*

Dans le droit fil de la précédente phase du programme, vous continuez à consommer des jus de légumes et des soupes. Buvez au moins 1,5 litre par jour d'*Élixir Draine*, boisson riche en citron (p. 221).

#### Le citron : un fruit au goût acide mais alcalinisant !

Attention : la saveur acide du citron est trompeuse car il a un pouvoir alcalinisant.
Le citron étant particulièrement riche en vitamine C, il joue un rôle important dans le développement des os et des dents, comme dans l'intégrité du tissu sanguin et des tissus capillaires ; la vitamine C est un antioxydant qui permet également de contrer favorablement les effets néfastes du stress.

### ➤ *Changez votre alimentation*

*Le petit déjeuner*

Presque tous les aliments consommés traditionnellement le matin (céréales, pain, beurre, œufs, crêpes, confiture, yaourt, saucisse, lard) sont malheureusement acidifiants. Ces aliments, déconseillés au début de la MAB, ont un faible pouvoir hydratant et ralentissent le transit intestinal.

Ils acidifient les tissus et favorisent le développement de maladies chroniques et la prise de poids. Votre corps mérite d'être nourri de manière beaucoup plus douce et saine après la nuit. Ne laissez donc pas le premier repas de votre journée vous amener lentement vers un déséquilibre acide-base.

Votre petit déjeuner est principalement constitué de glucides à faible index glycémique, provenant d'un verre de jus de légumes et d'une petite portion de fruits que vous accompagnez de protéines végétales ; il ne contient aucune graisse saturée.

• *Les apports glucidiques* : la plupart des céréales ayant un index glycémique supérieur à 35, aucune d'entre elles ne convient au petit déjeuner dans cette phase. Il faut les remplacer par certains fruits (pêches, pommes, abricots, fraises, framboises)

• *Les apports protéiques* : ce sont les protéines végétales : yaourt au soja, lait d'amande ou de soja, boisson ou crème protéinée en sachet ou gruau d'avoine.

• *Les apports lipidiques* : toutes les graisses saturées sont exclues, y compris les margarines. En revanche, l'huile d'olive ou de colza est autorisée.

### *Le déjeuner et le dîner*

Ce sont des repas composés de glucides à faible index glycémique (inférieur ou égal à 35), de protéines et de bons lipides. Les protéines sont seulement d'origine végétale. Les lipides doivent être soit associés aux protéines (graisse de poisson, par exemple), soit ajoutés aux préparations (huile d'olive ou de colza).

#### L'ENTRÉE DU REPAS DE MIDI

Les salades sont les bienvenues ; elles peuvent être composées de haricots verts, poireaux, artichauts, endives, asperges, avocats, champignons, radis... L'assaisonnement est de préférence constitué d'huile d'olive ou de colza (une cuillerée à soupe). Vous pouvez varier les plaisirs avec des rouleaux de printemps, par exemple.

L'ENTRÉE DU REPAS DU SOIR

Consommez une soupe de légumes sans pour autant les passer au mixeur. Plus les morceaux de légumes sont fins, plus leur index glycémique augmente. Cette soupe ne contient que des légumes à index glycémique faible : poireau, courgette, chou, tomate, céleri…

LE PLAT PRINCIPAL

Il se compose principalement de légumes à faible index glycémique. Associez à ces légumes des protéines végétales telles que le tofu ou des légumes secs.

LE DESSERT

Privilégiez, là aussi, les protéines végétales contenues dans un yaourt au soja, un verre de lait de soja ou une préparation en sachet de haute valeur biologique.

## Modérez la consommation de lait de vache et optez pour les laits végétaux

Le lait de vache contient des protéines animales acidifiantes ; remplacez-le par du lait de soja ou d'amande. Vous découvrirez ainsi les vertus des laits végétaux. Savoureux et pratiques, ils protègent notre santé et contribuent à notre équilibre. Riches en calcium, les laits végétaux sont dépourvus de cholestérol. Ils fournissent à notre corps des protéines de qualité, des glucides complexes, des fibres végétales et des acides gras essentiels. Tout en étant digestes, ils sont peu allergisants.

## Aliments bénéfiques

### Légumes

Artichaut
Asperge
Aubergine
Avocat
Blette
Brocoli
Céleri
Chou de Bruxelles
Chou frisé
Chou-fleur
Chou-rave
Cœur de palmier
Concombre
Courgette
Cresson
Endive
Épinard
Fenouil
Germes de soja
Haricot vert
Laitue
Mâche
Navet
Oignon
Poireau
Pois mange-tout
Poivron
Radis
Scarole
Tomate crue

### Fruits

Abricot
Cerise
Citron
Fraise
Framboise
Kiwi
Melon
Mûre
Nectarine
Pamplemousse
Pastèque
Poire
Pomme
Prune
Raisin

### Épices

Ail
Basilic
Cannelle
Ciboulette
Curcumin
Gingembre
Laurier
Muscade

### Boissons

Eau plate
Eau de coco
Infusion citron-gingembre
Jus vert
Lait de soja
Milk-shake fruité au lait végétal
Thé noir
Thé vert

### Les aliments à consommer modérément

**Protéines végétales**

Amandes
Graines de soja grillées
Légumineuses (lentilles, pois chiches, pois cassés)
Noix
Soja (sous forme de lait, yaourt, steak, saucisse ou pâté, tofu)
Sachets protéinés à base de protéines végétales

### Les aliments à éviter

**Légumes**

Carotte cuite
Citrouille
Maïs
Pois cassé
Potiron

**Fruits**

Banane
Cacahuète
Datte
Figue

## ➤ *Votre agenda de la semaine alcalinisante*

### *Jour 1*

AU RÉVEIL

Buvez une petite bouteille d'eau de 50 cl et une tasse d'infusion citron-gingembre.

Exercices de respiration et marche active-base de 20 minutes au moins (p. 298).

PETIT DÉJEUNER

Une salade de fruits à faible index glycémique ; une tasse de thé vert. En option, un sachet de protéines végétales, arôme au choix.

Une petite bouteille d'eau.

EN-CAS

Un cocktail (facultatif) de jus de fruits ou de légumes autorisés (voir p. 231).

Une petite bouteille d'eau.

DÉJEUNER

Exercices de respiration et marche active-base de vingt minutes au moins.

Une grande assiette de soupe de légumes ; un avocat assaisonné d'un jus de citron vert ; tomates cerises au basilic avec un filet d'huile d'olive ; une tasse de thé rouge, vert ou noir.

L'APRÈS-MIDI

Une tasse d'infusion citron-gingembre et un verre de jus vert.

Pratiquez quinze minutes de trampoline (p. 305).

DÎNER

Un bol de soupe de légumes ; un verre de lait de soja ou un sachet protéiné ; une salade d'endives ou autres légumes permis durant cette phase.

Une tasse de tisane alcaline.

APRÈS LE DÎNER

Une tasse de tisane alcaline.

## *Jour 2*

AU RÉVEIL

Au réveil, buvez une petite bouteille d'eau et une tasse d'infusion citron-gingembre.

Exercices de respiration et marche active-base.

PETIT DÉJEUNER

Une salade de fruits à faible index glycémique.

Une tasse de thé rouge.

EN-CAS

Un cocktail (facultatif) pur jus de fruits ou de légumes autorisés (voir p. 231) et une petite bouteille d'eau.

DÉJEUNER

Une grande assiette de soupe de légumes.

Un avocat assaisonné d'un jus de citron vert.

Une assiette de légumes verts variés avec un filet d'huile d'olive.

Une tasse de thé rouge, vert ou noir.

Respiration profonde et marche active-base.

L'APRÈS-MIDI

Une tasse d'infusion citron-gingembre.

Un verre de jus vert.

Pratiquez quinze minutes de trampoline.

DÎNER

Une soupe de légumes ; une assiette de salade verte.

Une tasse d'infusion de camomille et un verre de lait de soja.

### *Jour 3*

AU RÉVEIL

Buvez une petite bouteille d'eau.

Une tasse d'infusion citron-gingembre.

Exercices de respiration et marche active-base.

PETIT DÉJEUNER

Une salade de fruits.

Une tasse de thé vert.

EN-CAS

Un cocktail de fruits pur jus (facultatif).

Une petite bouteille d'eau.

DÉJEUNER

Exercices de respiration et marche active-base.

Salade verte et carottes râpées assaisonnées d'un filet d'huile d'olive et d'un jus de citron.

Une tasse de thé rouge.

Une tasse d'infusion citron-gingembre ; cinq amandes.

L'APRÈS-MIDI

Pratiquez quinze minutes de trampoline.

DÎNER

Une salade d'asperges ; une assiette de haricots verts cuits à la vapeur, à l'ail et au persil.

Un verre de lait de soja ou un sachet protéiné.

Une tasse de tisane alcaline.

### *Jour 4*

AU RÉVEIL

Une petite bouteille d'eau.

Une tasse d'infusion citron-gingembre.

Exercices de respiration et marche active-base.

PETIT DÉJEUNER

Une tasse de soupe de fruits rouges ; une tasse de thé vert.

EN-CAS

Un cocktail de fruits pur jus (facultatif).

Une petite bouteille d'eau.

DÉJEUNER

Respiration profonde et marche active de 20 minutes.

Une salade avocat-tomate, assaisonnée d'un filet d'huile d'olive et de citron vert ; un steak de soja ; une tasse de thé noir.

L'APRÈS-MIDI

Une tasse d'infusion citron-gingembre ; un verre de jus vert.

Pratiquez quinze minutes de trampoline.

DÎNER

Un bol de potage au cresson.

Trois tomates farcies à l'avocat.

Une tasse de tisane alcaline.

## *Jour 5*

AU RÉVEIL

Au réveil, buvez une petite bouteille d'eau.

Une tasse d'infusion citron-gingembre.

Exercices de respiration et marche active-base.

PETIT DÉJEUNER

Salade de fruits à faible index glycémique ; une tasse de thé vert ; un verre de lait de soja.

EN-CAS

Un cocktail de fruits pur jus (facultatif).

Buvez une petite bouteille d'eau.

DÉJEUNER

Exercices de respiration et marche active-base.

Un bol de soupe de lentilles ; une salade de germes de soja ; une assiette de gratin de chou-fleur aux champignons de Paris ; une tasse de thé noir.

L'APRÈS-MIDI

Une tasse d'infusion citron-gingembre.

Pratiquez quinze minutes de trampoline.

DÎNER

Une grande assiette de soupe de légumes ; un verre de lait de soja ou éventuellement un sachet protéiné.

Une tasse de tisane alcaline.

## *Jour 6*

AU RÉVEIL

Au réveil, buvez une petite bouteille d'eau.
Une tasse d'infusion citron-gingembre.
Exercices de respiration et marche active-base.

PETIT DÉJEUNER

Une salade de fruits à faible index glycémique.
Une tasse de thé vert.
Un verre de lait d'amande ou de soja.

EN-CAS

Un cocktail de fruits pur jus (facultatif).
Une petite bouteille d'eau.

DÉJEUNER

Purée de pois chiches (hummus) ; une tasse de thé rouge.
Exercices de respiration et marche active-base.

L'APRÈS-MIDI

Une tasse d'infusion citron-gingembre ; un verre de jus de légumes.

Pratiquez quinze minutes de trampoline.

DÎNER

Une assiette de crudités ; un bol de soupe de pois cassés ; un verre de lait de soja.

Une tasse de tisane alcaline.

## *Jour 7*

AU RÉVEIL

Au réveil, buvez une petite bouteille d'eau.
Une tasse d'infusion citron-gingembre.
Exercices de respiration et marche active-base.

PETIT DÉJEUNER

Une soupe de fraises au basilic ; une tasse de thé vert ; un verre de lait d'amande ou de soja.

EN-CAS

Un cocktail de fruits pur jus (facultatif).

Buvez une petite bouteille d'eau.

DÉJEUNER

Exercices de respiration et marche active-base.

Une assiette de légumes variés ; une tasse de thé noir.

L'APRÈS-MIDI

Une tasse d'infusion citron-gingembre ; un jus de mangue-citron vert.

Pratiquez quinze minutes de trampoline.

DÎNER

Un bol de potage au cresson ; trois tomates farcies à l'avocat.

Un verre de lait de soja.

Une tasse de tisane alcaline.

## Phase 4 : la phase reminéralisante – les principes

Durant cette période, vous devez continuer à consommer les aliments de la phase détox et de la phase alcalinisante. En gardant en tête les points suivants :

1. Consommez des fruits à index glycémique modéré (inférieur à 50) aux trois repas.
2. Mangez une tranche de pain complet au petit déjeuner. Étalez sur votre pain de la confiture sans sucre ajouté et 100 % fruit.

3. Consommez environ 150 g de viande maigre ou du poisson au déjeuner.
4. N'oubliez pas de poursuivre la prise d'*Élixir Draine*.
5. Le soir, choisissez des protéines végétales, sauf deux fois par semaine, où vous pourrez prendre au dîner de la viande maigre ou du poisson.

## Phase 5 : la phase de maintenance – les principes

Cette phase est l'étape déterminante où vous allez véritablement intégrer votre nouveau mode de vie alimentaire. Le but est donc d'adapter ce que vous venez d'apprendre à votre vie quotidienne et d'éviter que votre balance acide-base ne penche du mauvais côté.

C'est la phase de compensation par excellence au cours de laquelle vous allez appliquer la règle des 70/30.

En lieu et place du pain, vous pourrez consommer des céréales brutes, sans sucre, sous forme de flocons, disponibles dans les magasins diététiques. Le müesli sans sucre et sans fruit confit est également acceptable. Évitez les produits comme les corn-flakes dont l'index glycémique est très élevé. Si vous choisissez des flocons d'avoine, mangez-les plutôt avec du lait de soja froid ou tiède, ou bien mélangés à un yaourt. Une crêpe de sarrasin est aussi une option appropriée.

## ➤ *Le petit déjeuner*

### La MAB suggère trois types de petits déjeuners

1. Le petit déjeuner « méthode acide-base »
La crème-base est composée d'une salade de fruits, de fromage blanc, d'amandes… (voir recette p. 215).

2. Le petit déjeuner plus occidental
Un yaourt nature ou au soja ; éventuellement un sachet protéiné de haute valeur biologique ; quelques amandes ; du fromage blanc ; un blanc d'œuf au plat ou une omelette au blanc d'œuf.

3. Le petit déjeuner 100 % alcalin
Un citron pressé dans de l'eau tiède ; un potage ou un jus de légumes ; une assiette de brocolis ; une salade ; quelques noisettes.
Aussi étonnant que cela puisse paraître, vous pouvez débuter votre journée avec des légumes verts (riches en fibres) et des aliments riches en eau. Vous découvrirez que votre nouveau petit déjeuner vous fournit une grande quantité d'énergie jusqu'au milieu de la journée, sans fringale.

## ➤ *Le déjeuner et le dîner*

### *Des repas équilibrés, structurés et variés*

Ils se composent d'une entrée, d'un plat, d'un accompagnement et d'un dessert. Les menus du déjeuner et du dîner sont équilibrés, avec un apport en protéines, en bonnes graisses et en bons glucides.

L'entrée contient le plus souvent des crudités ou des légumes cuits qu'un peu de poisson pourra accompagner.

Toutes les entrées comportant un glucide à index glycémique élevé seront en revanche à éviter.

### *Un large éventail de glucides à index glycémique bas*

En phase de maintenance, tous les glucides à index glycémique inférieur ou égal à 50 conviennent, notamment le riz basmati ou les spaghettis *al dente*, que l'on sert avec des légumes ou de la salade verte.

Les glucides « à grains entiers », à base de farine intégrale tels que l'avoine, l'orge, le boulgour, le quinoa ou le pain intégral présentent un index glycémique plus bas que les glucides raffinés. Leur effet sur la glycémie est donc plus lent et régulier. Par ailleurs, ces glucides donnent un sentiment de satiété et favorisent le transit intestinal par leur apport en fibres.

#### RIZ, GRAINES ET PÂTES

Le riz basmati (blanc ou brun), à faible index glycémique, peut être intégré aux repas de la phase de maintenance avec, de préférence, une cuisson à l'indienne.

**Cuisson du riz à l'indienne**

1 volume de riz pour 2 volumes d'eau. Faites cuire pendant 3 à 4 minutes en remuant, puis couvrez et laissez gonfler 30 minutes.

Les riz précuits et les riz gluants, à index glycémique élevé, sont à éviter. En revanche, le quinoa, riche en protéines, est recommandé.

Les pâtes à base de blé dur contiennent davantage de protéines et de fibres que les pâtes « blanches ». Privilégiez les spaghettis, les tagliatelles et les vermicelles.

Rappelons que, si les spaghettis cuits *al dente* sont refroidis pendant quelques heures au réfrigérateur, l'index glycémique est diminué de 5 points en raison de la réduction des amidons. Avec un index glycémique de 35, ils peuvent être consommés froids, en salade.

Quant aux vermicelles chinois à base de soja, leur index glycémique est bas (30).

*Les desserts*

Tous les desserts qui étaient autorisés en phase reminéralisante ont leur place en phase de maintenance ; il faut bien sûr privilégier les fruits.

On peut envisager la consommation occasionnelle de pâtisseries, lors de moments conviviaux, au restaurant ou chez des amis. Dans ces cas, il faut respecter la règle des 70/30 en considérant que la pâtisserie entre dans la catégorie des 30 % d'aliments acidifiants.

Le chocolat noir à 70 % de cacao n'est pas acidifiant et son index glycémique est bas. De plus, il contient du magnésium. Si vous n'avez pas de problème de surpoids, vous pouvez donc le consommer en dessert, sans adjonction de sucre, de farine ou de beurre.

## Aliments bénéfiques

**Lipides ou graisses**
- Huile d'olive
- Huile de colza
- Huile de noix,

**Boissons**
- Eau de coco
- Eau plate ou gazeuse
- Infusion citron-gingembre
- Jus vert
- Lait de soja.
- Thé noir
- Thé vert

**Poissons**
- Carpe
- Hareng
- Maquereau
- Morue
- Plie
- Sardine
- Saumon sauvage
- Sole
- Thon
- Truite

**Volailles**
- Dinde
- Poulet

**Viande rouge**
- Bœuf maigre

**Gibier**
- Canard

**Produits laitiers**
- Fromage blanc 20 %
- Kéfir ou petit lait.
- Lait demi-écrémé
- Yaourt nature

**Œuf**
- Blanc d'œuf

**Fruits**
- Abricot
- Cerise
- Citron
- Fraise
- Framboise
- Kiwi
- Melon
- Mûre
- Nectarine
- Pamplemousse
- Pastèque
- Poire
- Pomme
- Prune
- Raisin

**Légumes**

- Artichaut
- Asperge
- Aubergine
- Avocat
- Blette
- Brocoli
- Céleri
- Chou de Bruxelles
- Chou frisé
- Chou-fleur
- Chou-rave
- Cœur de palmier
- Concombre
- Courgette
- Cresson
- Endive
- Épinard
- Fenouil
- Germes de soja
- Haricot vert
- Laitue
- Mâche
- Navet
- Oignon
- Poireau
- Pois mange-tout
- Poivron
- Radis
- Scarole
- Tomate crue

## Les aliments à consommer modérément

**Féculents**
- Orge cuit
- Pain au blé complet
- Pain au soja
- Pâtes à base de riz complet
- Riz complet

**Sucreries**
- Chocolat noir
- Édulcorant
- Fructose

**Boissons**
- Champagne
- Vin rouge
- Vin blanc

**Poissons**
- Anchois
- Cabillaud
- Espadon,
- Lotte

**Crustacés**
- Crevette
- Huître
- Moule

**Volailles**
- Oie

**Gibier**
- Faisan
- Lapin
- Sanglier

**Viandes**
- Agneau
- Porc
- Veau, y compris le foie

**Produits laitiers**
- Fromage blanc non allégé
- Lait ou fromage de chèvre

**Œufs**
- Brouillés
- Durs
- En omelette
- Mollets
- Pochés

## Les aliments à éviter

**Lipides ou graisses**
- Beurre
- Gras trans
- Huile d'arachide
- Huile de maïs
- Huile de tournesol

**Pâtisseries**
- Biscuits
- Petits gâteaux
- Viennoiseries

**Sucreries**
- Barres chocolatées
- Bonbons à la gelée
- Crème glacée
- Confiture
- Glucose

**Féculents et céréales**
- Céréales au riz
- Céréales du petit déjeuner
- Chips
- Corn-flakes
- Craquelins
- Croissants
- Frites
- Gaufres
- Muffins
- Pain blanc
- Pizza
- Pommes de terre au four
- Riz à cuisson rapide
- Semoule

**Poissons**
- Surimi et autres poissons transformés ou panés

**Viandes rouges**
- Viandes transformées (jambon, saucisson, bacon, saucisses)

**Produits laitiers**
- Fromage cuit
- Fromage à pâte dure
- Lait entier
- Parmesan
- Yaourt au lait entier

**Œuf**
- Jaune d'œuf

### *L'alcool*

Les boissons alcoolisées occupent une place importante dans nos vies de consommateurs, mais elles sont dangereuses au-delà d'une certaine quantité.

L'alcool constitue un apport énergétique utilisé en priorité par l'organisme. Pendant ce temps, le métabolisme ralentit et l'utilisation des graisses de réserve comme carburant est interrompue. Le processus d'amaigrissement est suspendu. En cas d'ingestion importante d'alcool, le sujet risque de prendre du poids.

En phase de maintenance, vous pourrez vous autoriser à consommer modérément certaines boissons alcoolisées. Une règle importante : ne jamais boire du vin à jeun. Lors d'un repas festif exceptionnel, vous serez parfois amené à augmenter cette quantité, sans dépasser trois verres au cours d'un repas. Buvez, par exemple, un verre de champagne à l'apéritif et deux verres de vin pendant le repas. Inutile de vous rappeler que la sobriété s'impose si vous prenez le volant.

Les alcools forts (whisky, vodka, cognac, gin) doivent être évités compte tenu de leur apport calorique élevé. Quant à la bière, elle est moins recommandable que le vin car elle est riche en maltose (sucre).

## ➤ *Le repas festif*

Vous sortez le soir au restaurant ou êtes invité à dîner chez des amis… Conscient que vous serez tenté de manger plus, vous respecterez cette première règle : faites un déjeuner très léger. Si vous êtes au restaurant, choisissez les plats en fonction de vos nouveaux principes : entrée de crudités (asperges, salades diverses), puis poisson avec une pomme de terre vapeur ou des légumes. Au dessert, négligez le plateau de fromages au profit des fruits. Chez des amis, essayez de laisser dans votre assiette ce qui vous paraît excessif ou indésirable.

Autorisez-vous, exceptionnellement, un verre de vin au repas, ce qui vous permettra de prendre l'apéritif (éventuellement une coupe de champagne). Prenez soin, toutefois, de manger préalablement un aliment.

## Les 10 règles à respecter au restaurant

*Règle n° 1* : Appliquer la méthode des 70/30 : votre assiette doit contenir 70 % d'aliments alcalinisants et 30 % d'aliments acidifiants.
*Règle n° 2* : Évitez le pain.
*Règle n° 3* : Choisissez une entrée à base de protéines maigres accompagnée de légumes ou d'une salade verte.
*Règle n° 4* : Si vous prenez du fromage, associez-le à de la salade.
*Règle n° 5* : Soyez attentif à la portion de protéines maigres que vous avez commandée en plat principal. Si elle dépasse de façon significative 30 % de l'assiette, laissez l'excédent.
*Règle n° 6* : Le volume des protéines maigres que vous prévoyez de manger détermine le volume des légumes que vous allez consommer. Si vous commandez des « bons » glucides, ils doivent représenter plus du double de votre portion de protéines (70 % de bons glucides pour 30 % de protéines).
*Règle n° 7* : Choisissez uniquement des assaisonnements à base d'huile d'olive, de colza, de noix… et de citron.
*Règle n° 8* : Ne vous couchez pas tout de suite après le repas. Sortez marcher et faites des exercices de respiration.
*Règle n° 9* : Si vous n'avez pas pu respecter la règle des 70/30, consommez essentiellement des fruits et des légumes pendant la journée suivante.
*Règle n° 10* : Buvez avant tout de l'eau minérale. Toutefois, une coupe de champagne à l'apéritif et un verre de vin pendant le repas sont tolérés.

### ➤ *« Piqûre de rappel »*

Après avoir effectué votre première semaine de maintenance, je vous conseille d'observer une journée détox avec une alimentation basée sur une consommation exclusive de légumes (ou de fruits). Vous pourrez ensuite revenir à cette journée détox une fois par mois.

#### *Journée fruits*

Choisissez 2 kilos de fruits à faible indice glycémique (environ 10 fruits) à répartir sur 3 repas et 2 en-cas.

Les pastèques et les melons doivent être consommés seuls.

#### *Journée jus de fruits*

1 litre de jus de fruits fraîchement pressés (pommes, poires, oranges, pamplemousses ou fruits rouges).

Mélangez à 1 litre d'eau.

À répartir dans la journée.

#### *Journée légumes*

Se référer à la phase détox (voir p. 222).

## Les douze grandes règles de la méthode acide-base

1. La règle des 70/30 : un volume d'aliments alcalinisants représentant au minimum 70 % de votre assiette et un volume d'aliments acidifiants représentant 30 % au maximum de votre assiette.
2. Fruits et végétaux constituent la base de l'alimentation. Mangez au moins une grande salade et 500 g de fruits par jour.
3. Privilégiez la cuisson des légumes à la vapeur plutôt qu'au four, ou faites-les revenir à la poêle. Encore mieux : mangez-les crus ou très légèrement cuits.
4. Choisissez les féculents à base de farine complète. Consommez vos pâtes *al dente*. Diminuez tous les hydrates de carbone à base de farine blanche.
5. Diminuez les viandes rouges ou trop grasses et leurs produits dérivés. Limitez la consommation des autres protéines d'origine animale. Privilégiez les protéines végétales et les poissons gras riches en oméga-3.
6. Consommez les produits laitiers avec parcimonie. Éliminez-les si vous constatez des signes d'intolérance.
7. Usez des matières grasses avec modération. Les huiles de colza, d'olive et de noix sont recommandées.
8. Privilégiez les « bons » desserts à base de fruits. Rendez aux gâteaux, tartes, pâtisseries et autres glaces leur statut d'antan : ils doivent être réservés aux circonstances exceptionnelles.
9. Salez modérément pendant la cuisson et ne posez pas la salière sur la table.
10. Mangez le moins possible d'aliments acidifiants au cours du repas du soir.
11. Consommez le plus rarement possible des aliments transformés ou préemballés. La transformation détruit les oligo-éléments (substances phytochimiques, minéraux et vitamines).

Elle augmente l'index glycémique des aliments. Ceux-ci contiennent en outre nombre d'additifs indésirables, inutiles et souvent nocifs (colorants, arômes artificiels, conservateurs, émulsifiants, stabilisants, fongicides, pesticides, sucres, sel, soufre, graisses hydrogénées), sans compter une grande variété d'agents « de remplissage » (amidon modifié et farine de blé blanchie). Pensez à lire les étiquettes, y compris les petits caractères.

12. N'oubliez pas de boire deux litres d'eau par jour.

SIXIÈME PARTIE

# L'équilibre émotionnel selon les principes de la méthode acide-base

# *L'expérience du calme pour une parfaite harmonie du corps et de l'esprit*

J'ai toujours pensé que le potentiel de guérison résidait dans un équilibre naturel entre le corps et l'esprit. Lorsque l'un de mes confrères anglais m'a fait parvenir le témoignage d'Elton John, cela a fait écho avec celui de nombre de mes patients.

« Quand j'y repense, on ne m'a jamais appris à manger. Je mangeais pour célébrer, pour me gaver, pour me réconforter. Avant de devenir alcoolique et dépendant de drogues, je mangeais quand je me sentais misérable mais aussi quand j'étais heureux. Tout cela a continué, jusqu'au moment où la prise en compte de mes émotions m'a permis de devenir un homme plus serein[1]. »

Ces propos illustrent à quel point le comportement alimentaire peut être révélateur de l'état psychologique d'une personne.

Ce phénomène a maintes fois été observé et analysé : les problèmes émotionnels peuvent mener au surpoids par addiction à la nourriture, surtout dans un monde où celle-ci est abondante et le stress omniprésent. L'exemple d'Elton John

---

1. Propos d'Elton John, traduits et extraits de : *It's Not What You Eat, it's Why You Eat It,* Beechy Colclough, Vermilion, 1995.

nous rappelle que les compulsions alimentaires comptent parmi les indicateurs de manques et de besoins non satisfaits.

Le stress joue un rôle dans les fringales et les compulsions. En effet, il favorise la sécrétion excessive ou inappropriée du cortisol, hormone elle-même à l'origine d'une sécrétion excessive d'insuline. Cela induit des fluctuations du taux de sucre dans le sang. Ainsi, lorsque ce taux baisse soudainement, apparaissent les fringales ou les comportements alimentaires compulsifs.

## On ne grossit pas seulement en raison de ce que l'on mange

### ➤ *Émotion, corps et alimentation : trois éléments indissociables*

Ceux qui grossissent de « l'air qu'ils respirent » le savent bien. Il ne s'agit pas seulement d'une question de calories. Le surpoids est le signe d'un déséquilibre du métabolisme, souvent lié à une alimentation de mauvaise qualité. Nous pouvons donc envisager le fait que l'alimentation, à l'instar des émotions, affecte aussi notre bien-être psychologique. C'est pourquoi les aliments recommandés par la MAB peuvent améliorer notre état émotionnel, dans la mesure où ils agissent sur des processus métaboliques essentiels.

• Les aliments reminéralisants et la supplémentation nutritionnelle à base de magnésium aident à rééquilibrer la production de cortisol et vous protège des effets du stress. L'organisme n'a pas de réserves en magnésium, il lui faut un apport quotidien pour répondre à ses besoins.

• La stabilisation de l'insuline aide à diminuer la production de cortisol, hormone souvent libérée en réaction à une diminution de la glycémie.

• La prise régulière d'acides gras essentiels agit sur la production de sérotonine, hormone lié au plaisir et qui facilite une meilleure gestion du stress.

Malheureusement, en cas de stress, nous avons souvent tendance à privilégier les aliments raffinés à haute teneur glucidique, comme les gâteaux ou les confiseries, car ils apaisent rapidement les émotions en augmentant le taux de glucose dans le sang et la production de sérotonine dans le cerveau. Mais ces effets ne sont que provisoires. Environ deux heures après avoir consommé de tels aliments, le taux d'insuline connaît un pic entraînant une chute du taux de sucre dans le sang. En réaction, l'organisme doit aussitôt sécréter une plus grande quantité de cortisol pour répondre au besoin du cerveau en glucose. Nous devenons prisonnier d'un processus en cascade que nous ne pouvons plus contrôler, le taux trop élevé de cortisol nous entraînant vers un état de stress et d'insatisfaction et à nouveau, une envie de nous consoler avec ces aliments de « réconfort ». Les personnes qui connaissent ces réflexes alimentaires néfastes le savent bien et s'épuisent dans de vaines tentatives de contrôle de leur alimentation. Dans une vaine tentative d'effacer la souffrance liée au manque, elles trouvent en mangeant, un moyen simple et immédiat de retrouver le plaisir lié aux premières sensations de contentement et de plénitude.

Pour comprendre ce mécanisme du contentement, il faut savoir que la relation entre corps, esprit et alimentation est un processus extrêmement complexe et qui explique le décalage qui survient chez certaines personnes entre les véritables besoins du corps et un appétit illimité. Pour aller plus loin, nous devons nous intéresser aux modalités de développement et de fonctionnement du cerveau.

### ➤ *La théorie des trois cerveaux*

C'est grâce à une découverte majeure du neurochirurgien américain Mac Lean que nous savons aujourd'hui que le cerveau est constitué en trois parties.

Le premier cerveau – appelé cerveau reptilien – est archaïque et correspond au règne animal le plus primitif, celui des reptiles. Déjà présent chez les dinosaures, nous en avons hérité au cours de l'évolution. Puis, le cerveau limbique (cerveau émotionnel) et le cerveau rationnel (cortex) se sont superposés au cerveau reptilien.

Ce cerveau reptilien ou « crocodile », image que j'emprunte à Arthur Koestler[1], veille précieusement à notre survie et à la satisfaction de nos besoins fondamentaux. Lorsque nous sommes en danger, il nous fait réagir très rapidement avant même que nous n'ayons pu analyser la situation. Comme un pilote automatique, il nous commande de boire si nous avons soif, de manger si nous avons faim, de dormir si nous sommes fatigués, de courir si nous sommes menacés.

Le cerveau reptilien agit d'une manière extrêmement efficace et sans émotion, sa mission étant prioritaire sur toutes les autres : protéger la vie à tout prix.

Le cerveau limbique ou émotionnel propre aux mammifères a pour mission de rechercher le plaisir et de fuir le déplaisir. Il est le centre de la mémoire et des émotions, car pour avoir des émotions, il faut se souvenir.

Le troisième cerveau, propre à l'humain, est un redoutable outil pour le raisonnement et le calcul. Il s'agit du cortex. Tel un ordinateur, il souhaiterait ne jamais être « parasité » par des émotions qui lui feraient perdre son efficacité.

---

1. Koestler A., *Le Cheval dans la locomotive*, Paris, Calmann-Lévy, 1968.

Et pourtant son rôle est de planifier les décisions prises par les deux autres cerveaux, celui de l'instinct de survie et de la recherche de plaisir. Ainsi, bien qu'il soit le siège de la conscience, il n'a pas la décision.

En résumé, le cerveau reptilien gère le présent, le cerveau limbique se souvient du passé et le cortex prévoit l'avenir.

Bien que ces trois cerveaux soient superposés en un, ils sont très mal connectés entre eux. Autrement dit, ils travaillent indépendamment, sans tenir compte de notre bien-être global. Chacun d'eux possède un fonctionnement et un langage qui lui sont propres. Ce qui explique que, parfois, nous ressentons une véritable guerre intérieure.

Ainsi, les priorités respectives et les différentes manières de fonctionner des trois cerveaux entraînent une rupture entre le corps et l'esprit, rompent l'harmonie de l'équilibre métabolique que nous recherchons tous. Lorsque nous restons sourds à l'un de ces besoins de base, la pression exercée par le « crocodile » est telle que nous mettons en place un palliatif chargé de le combler.

Par exemple, une personne exténuée qui éprouve un besoin irrépressible de manger ignore le besoin de dormir et compense son manque de sommeil par des aliments. Cela induit un état de stress car la véritable faim, tout comme la sensation de satiété sont ignorées. Savoir discerner les « bons signaux » des mauvais évite donc d'absorber de la nourriture sans nécessité.

Pour réussir à retrouver durablement son poids idéal, il est important de savoir que le surpoids est le signe d'une mauvaise communication entre les trois cerveaux. Ainsi, découvrir ce qui nous rend véritablement heureux, ou plus simplement ce dont nous avons besoin, constitue un facteur fondamental de la réussite dans le rééquilibrage du métabolisme.

Pour bien comprendre ce mécanisme, il faut savoir qu'au cours de l'évolution de l'homme, le cerveau limbique, ou cerveau émotionnel, s'est superposé au cerveau reptilien. Il est en étroite relation avec notre équilibre physiologique et nos émotions, mais son rôle échappe à notre conscience et il est donc imperméable à toute logique.

Lorsque nous subissons un stress, tous nos organes vitaux sont réveillés. Le cœur bat plus vite, la pression sanguine augmente, la peau libère la sueur, le niveau de sucre dans le sang augmente.

## La santé physique et émotionnelle

Comme nous l'avons précédemment évoqué, le troisième cerveau, propre à l'espèce humaine, nous a dotés d'une d'intelligence rationnelle nous permettant de prendre des décisions, de planifier nos actions et nous donne des possibilités infinies de création.

Le cerveau rationnel et le cerveau émotionnel doivent travailler en harmonie pour assurer une bonne santé psychique. Alors que les naturothérapeutes en ont toujours tenu compte, aujourd'hui les médecins se préoccupent également de l'influence positive ou négative des émotions sur la maladie.

Il est important de souligner que les réactions émotionnelles, aussi inconfortables soient-elles, sont aussi bénéfiques. Elles jouent le rôle de sonnette d'alarme, nous obligeant à nous ouvrir à nos besoins. Une fois le calme revenu, vous pouvez à nouveau être en phase avec vos émotions et vous agissez au lieu de subir. Vous voilà donc en état de vous défendre contre les agressions, sans perdre inutilement votre énergie. Vous faites les bons choix, garants d'une meilleure santé. Cela peut signifier qu'il faut parfois refuser un certain nombre de contraintes, c'est-à-dire savoir s'arrêter à temps, tout simplement.

**William, l'injonction du crocodile**

Bien que la santé soit pour chacun d'entre nous un élément indispensable au bonheur, nous ne nous en préoccupons que lorsqu'elle est menacée. Pourtant, nous devrions être conscients qu'une telle négligence risque de raccourcir brutalement notre vie. L'excès de stress nous pousse à adopter des habitudes que nous chercherons ensuite à éviter : lorsque nous sommes préoccupés et angoissés, nous mangeons trop ou pas assez, oublions de faire de l'exercice, de nous relaxer et croyons pouvoir puiser de l'énergie dans des aliments raffinés et acidifiants. Nous finissons par tomber malades et le « crocodile » nous réveille en sursaut, nous ordonnant d'agir pour retrouver l'harmonie. C'est ainsi que nous sommes forcés de nous mettre au repos et de nous soigner.

Ce fut le cas de William, un avocat surmené, qui a commencé à se préoccuper sérieusement de sa santé après avoir fait contrôler sa tension.

William menait une vie très stressante. Depuis plusieurs années, il était de loin le meilleur avocat de son cabinet. Fier de sa réussite, il était convaincu que son succès était dû à une disponibilité sans faille vis-à-vis de ses clients.

Les interruptions des repas en famille, l'accumulation des dossiers sur son bureau, la pression exercée par ses clients et les longues heures à attendre dans les couloirs des tribunaux ont eu raison de sa santé. De plus, sa femme et ses enfants se plaignaient de ne jamais le voir. William, quant à lui, n'avait plus l'énergie d'antan et remarquait qu'il s'essoufflait facilement. Il est vrai qu'il fumait de plus en plus…

Mais un jour, il arriva ce qui devait arriver… Lorsqu'il est venu consulter, je lui appris que sa tension artérielle était trop élevée et qu'il souffrait d'épuisement. Je lui fis comprendre qu'il devait changer de rythme de vie.

Cette prise de conscience l'a obligé à revoir ses priorités en se posant les « bonnes questions » sur sa manière de vivre. Il se demanda si être le meilleur avocat du cabinet valait le risque de perdre sa famille et sa santé.

Cette question décida William à aménager différemment ses journées de travail. Il accepta de prendre un jour de repos par week-end et de ne voir ses clients que trois fois par semaine. Ainsi, il pouvait consacrer plus de temps au suivi de ses dossiers. Il engagea un jeune stagiaire et un associé pour le seconder.

Face à ces alertes, William a pris une décision importante : inverser ses priorités. C'est-à-dire privilégier sa famille, prenant le risque de perdre quelques clients. Ce qui, selon lui, était inconcevable auparavant.

Cependant, quelque chose restait irréductible chez William : sa volonté de réussir. Il a donc décidé de faire de la méthode acide-base son nouveau challenge. Il était le meilleur avocat de son cabinet et devait, selon ces mêmes principes, devenir le meilleur exemple de remise en forme vis-à-vis de son entourage.

C'est ainsi qu'il débuta le programme avec beaucoup d'enthousiasme. On peut même dire qu'il en fit un peu trop. Il décida du jour au lendemain d'arrêter de fumer, de faire du sport et d'entamer un régime draconien contraire au principe de progression préconisé par la méthode.

J'ai dû le modérer. Il ne s'agissait pas de devenir un champion de triathlon, ce qui aurait été pour lui une source de stress supplémentaire. Après lui avoir expliqué les méfaits du surmenage lié à la pratique du sport intensif, je lui ai fait comprendre que son plus gros challenge était d'atteindre la modération.

Quant au tabac, j'ai expliqué à William qu'il était possible que la cigarette soit un exutoire contre le stress et que, si cet exutoire venait à disparaître, le stress pouvait se manifester autrement. Je lui ai donc conseillé de ne pas tenter d'arrêter de fumer avant d'avoir commencé à pratiquer des techniques de relaxation.

Il a donc eu un effort supplémentaire à fournir, en l'occurrence apprendre à se détendre et à ressentir ses émotions. Pour cela, la relaxation profonde et les techniques de respiration lui ont été d'une grande aide.

William a reconquis deux choses importantes : sa santé et sa vie familiale.

Notre corps est le reflet de notre mode de vie. Combien de fois, atteint d'une sciatique ou d'une grippe, avez-vous soudainement réalisé à quel point votre santé était précieuse ? Souvent, la maladie nous alerte pour nous dire que nous subissons un excès de stress. C'est un signal d'alarme qui nous oblige à organiser notre survie. Le stress ressenti par William avait pour objectif de l'interpeller sur le manque d'attention envers lui-même.

Vivre uniquement dans sa tête en délaissant son cœur empêche d'être attentif aux expériences – et éloigne progressivement de la santé émotionnelle. Lorsqu'il y a rupture avec les émotions, d'autres phénomènes peuvent survenir, comme un désaccord avec nos valeurs et nos convictions. Le risque est alors de mettre de côté nos priorités.

De plus, prendre conscience de nos émotions est le plus sûr chemin vers la prise en main de notre santé physique.

## La double action des émotions

Qu'est-ce que l'intelligence émotionnelle ? Il s'agit de notre aptitude à entrer en contact avec nos émotions, à les identifier, à les comprendre et enfin à les gérer. On estime aujourd'hui que ces quatre aptitudes sont les fondements de la maîtrise de soi.

Les émotions sont souvent perceptibles par des manifestations physiques. En effet, les émotions négatives engendrées par le stress sont à l'origine de la sécrétion des hormones telles que le cortisol ou l'adrénaline. La persistance d'émotions négatives crée une mise sous tension prolongée de l'organisme finissant à la longue par entraîner des maladies chroniques comme le diabète. Le stress psychologique est aussi un facteur aggravant de maladies auto-immunes[1] dans lesquelles des réactions inflammatoires autodestructrices peuvent atteindre le foie, les intestins ou les articulations. Le stress agit aussi sur d'autres hormones, par exemple l'insuline, avec des effets négatifs sur la libido, l'ovulation, la fertilité et l'humeur[2].

On sait aujourd'hui que les émotions influent sur le cerveau constitué de millions de neurones qui s'envoient des messages. Dans les états de stress, le fonctionnement de l'organisme est perturbé : le rythme cardiaque et la respiration deviennent irréguliers et chaotiques, la pression artérielle augmente et le système digestif se dérègle. Dans les états de bien-être, de bienveillance et de gratitude, ces désordres disparaissent grâce à une meilleure coordination de l'esprit et du corps. Cet état physiologique de calme procure un sentiment de sérénité propre à chacun.

Les bienfaits des émotions positives sont reconnus : elles améliorent la santé. Évoquer un souvenir agréable ou une expérience merveilleuse avec un être aimé provoque une augmentation de la production de dopamine (substance associée au plaisir). En revanche, un taux trop élevé de ces deux dernières entraîne l'anxiété. Il s'agit donc bien d'une question d'équilibre dans lequel les pensées positives jouent un rôle important.

---

1. Elenkov I. J., Chrousos G. P, « Stress hormones, proinflammatory and anti-inflammatory cytokines, and autoimmunity », *Annals of the New York Academy of Sciences,* 2002, 966, p. 290-303.
2. Starkman M., Schteingart D., « Neuropsychiatric manifestations of patients with Cushing's syndrome », *Journal of Clinical Psychiatry,* 1981, 141, p. 215-219.

### ➤ *Comment devenir émotionnellement plus intelligent ?*

Longtemps la psychologie ne s'est intéressée qu'aux émotions négatives en cherchant à démontrer les effets du stress et de l'anxiété sur l'organisme. En se focalisant sur les maladies psychiques, on a oublié que les émotions avaient également un pouvoir de guérison. Transformées en émotions positives, elles constituent avec l'alimentation un des plus puissants « médicaments ».

Les émotions positives permettent d'avoir une meilleure résistance face aux coups durs et aident à envisager l'avenir avec optimisme. Pour nous aider à agir sur les émotions, nous avons un allié de choix : l'intelligence émotionnelle ou l'intuition.

En premier lieu, il faut faire le « choix du bonheur ». Nous savons, grâce aux recherches, que certains êtres humains développent des capacités de résistance hors du commun face à des situations extrêmement stressantes. Ce « choix du bonheur » est un processus continu réclamant pour la plupart d'entre nous un apprentissage et un entraînement.

L'alliance des trois traitements – approche nutritionnelle acide-base, exercices physiques et techniques de relaxation profonde – freine les effets du vieillissement et stimule les hormones du cerveau. Or celles-ci tiennent un grand rôle dans l'épanouissement personnel et la longévité.

### ➤ *Les techniques basées sur la relaxation*

Pour cela, il faut tourner son attention vers soi et rechercher le calme intérieur. Cela consiste à libérer le cerveau des pensées qui l'assaillent en permanence afin d'obtenir un apaisement qui agit sur le corps. Il s'agit d'une discipline pratiquée depuis très longtemps par les Orientaux, un exercice de l'esprit plus couramment connu sous le terme de *méditation.* Cette philosophie repose sur la transformation des facteurs de stress en facteurs de bien-être.

En procédant par étapes, nous réalisons qu'il s'agit avant tout de créer un état d'esprit dont les bénéfices se porteront directement sur la santé et la qualité de vie. Pour y parvenir, le meilleur outil est la méditation pragmatique (voir p. 286). En apaisant l'esprit, vous apaiserez en même temps l'agitation mentale et le monologue intérieur. Par cette action, vous entrerez en contact avec votre nature profonde.

Si l'exercice de la méditation vous semble trop difficile ou ne correspond pas à votre tempérament, il existe d'autres techniques parmi lesquelles la *visualisation.* Cela consiste à parler à votre imagination dans un jeu de « comme si » afin de mobiliser des émotions positives et ainsi déclencher le potentiel de guérison. Rappelons-nous l'effet que peut avoir un film sur notre état émotionnel. Et pourtant nous savons que ce que nous voyons n'existe pas dans la réalité. Rien ne vaut, pour influencer le subconscient, une image, même si celle-ci est créée mentalement.

Évoquons une autre technique, également bien connue en hypnose : l'*affirmation.* Elle est au centre du processus d'autosuggestion. Il s'agit de se répéter des propositions affirmatives pour influencer le subconscient et projeter les résultats que l'on souhaite obtenir à travers des mots. Cette technique a des effets puissants et durables.

### ➤ *Les techniques basées sur la réflexion*

Les techniques de réflexion reposent sur un questionnement destiné à comprendre les schémas et les modèles qui entravent notre recherche d'harmonie. Tout le monde peut changer, à condition de « peser le pour et le contre » de chaque situation ou comportement jugés néfastes pour la santé et d'en reconnaître les bénéfices secondaires. L'incapacité à trouver de nouvelles façons d'évacuer le stress et à obtenir du réconfort est une des principales causes qui expliquent l'aspect provisoire de la plupart des tentatives de changement.

Voici les aptitudes essentielles qui sont recherchées par les techniques de réflexion :

• *Identifier l'état interne* permet de ne pas se tromper sur la véritable demande du corps. En effet, nous avons rencontré cette problématique chez la plupart des patients dont j'ai raconté l'histoire. Prenons l'exemple classique de quelqu'un qui veut perdre du poids ou arrêter de fumer. Pour atteindre son objectif, cette personne devra se poser des questions telles que : qu'est-ce que je ressens quand je fume ou quand je mange en excès ? Quels sont les véritables sentiments que j'éprouve quand j'arrête de fumer ou quand j'arrête de manger n'importe comment ? Il s'agit de questions extrêmement dynamisantes qui, en mobilisant l'esprit, évitent de s'égarer dans de faux débats. Elles permettent de reconnaître et d'apprécier l'émotion et la nécessité d'un véritable besoin de changement.

• *Faire preuve de curiosité à l'égard des émotions pour les transformer.* Après cette première étape, il est maintenant possible d'aller encore plus loin dans l'analyse de l'état émotionnel. À partir des questions suivantes : « Comment puis-je transformer cet état émotionnel ? Que puis-je apprendre de cette émotion ? », on peut comprendre l'émotion et analyser son déroulement afin de la relativiser.

• *Aptitude à analyser et à gérer les émotions pour améliorer la relation à l'autre.* Les êtres humains sont avant tout des êtres sociaux. La qualité de leur vie dépendra donc de leur capacité à être en harmonie avec leur entourage proche, comme avec leurs relations sociales. En développant l'aptitude à analyser nos propres émotions, nous entrons en contact avec celles des autres. Ainsi, dans cette interaction entre les personnes, celles qui comprennent les émotions s'ajustent mieux aux autres, communiquent mieux au sein d'un groupe, sont capables de créer une synergie et de concilier des points de vue différents. C'est ainsi que la compréhension des émotions des autres permet d'harmoniser les rapports entre les personnes et les groupes ayant des tempéraments différents.

Toutes ces aptitudes qui nous permettent de vivre en harmonie avec nos émotions, tout en ayant une meilleure relation avec les autres, constituent ce que l'on appelle couramment l'intelligence émotionnelle.

Quelles que soient les techniques choisies, *l'objectif final est d'induire un état d'équilibre intérieur permettant d'accéder à nos propres sources de bonheur, la première étant d'apprendre à satisfaire nos besoins fondamentaux d'amour et à reconnaître nos valeurs.*

### ➤ *Découvrir ses valeurs pour donner un sens à sa vie*

Une fois que vous aurez découvert les valeurs qui vous motivent au plus profond de vous-même, vous choisirez également la meilleure direction à suivre pour vivre chaque instant intensément. Vivre en harmonie nécessite de définir clairement vos valeurs les plus importantes et de suivre les principes que vous vous êtes fixés, car une valeur peut déterminer un état affectif à l'origine d'un bonheur durable.

Cependant, il est parfois difficile de déterminer les valeurs qui nous motivent, car elles peuvent être cachées au plus profond de nous-mêmes. Dans ce cas comment en prendre conscience ?

Sachant que la qualité de notre vie dépend de nos interrogations, les questions suivantes peuvent vous aider : quel est votre idéal ? Que doit-il se produire pour que vous soyez heureux ? Qu'est-ce qui compte le plus pour vous dans la vie ? Quels sont les événements qui vous ont donné le plus de joie ? Qu'est-ce qui provoque en vous de la passion ou de la joie ? Qu'est-ce qui réveille votre vitalité ?

Est-ce l'amour de votre prochain, l'amour de l'art, la santé, la liberté, la créativité, la contribution, le succès ou la réussite ? Ou encore, la spiritualité la justice, le pouvoir, l'écologie, la famille, l'aventure ?... La liste est presque sans fin.

À laquelle de ces valeurs souhaitez-vous consacrer la prochaine étape de votre vie ? Les réponses à ces questions vous aident à clarifier votre esprit, à prendre les bonnes décisions et à agir avec cohérence.

Cette carte des valeurs agit comme une boussole interne. Ne pas l'utiliser, c'est s'exposer à prendre des décisions qui induisent des états de stress, de frustration et d'insatisfaction. Vivre selon ces principes crée des points d'appui, de paix intérieure et de parfaite harmonie au quotidien.

### ➤ *Pour aller plus loin*

Jusqu'ici nous avons considéré le fonctionnement du cerveau et ses relations avec le corps ainsi que les techniques pouvant influencer le cerveau émotionnel de manière positive. Ce dernier a également pour fonction d'assurer notre besoin d'identité au sein du groupe social et de la famille, c'est-à-dire qu'il est le gardien de l'équilibre de nos relations affectives.

Cependant, cette description serait incomplète si nous n'évoquions pas l'un des plus forts stimulants qui transcendent toute action : la volonté de nous rapprocher de ce que nous considérons comme idéal. C'est cette recherche constante qui nous relie à la part de spirituel propre à chaque être humain.

Cette connexion avec quelque chose qui nous dépasse nous libère du poids de tout prendre en charge.

### ➤ *Les cinq vitamines essentielles*

*« All you need is love ».* Tout ce dont vous avez besoin, c'est d'amour, chantait John Lennon.

Depuis une dizaine d'années des études scientifiques ont démontré que l'amour est aussi important pour notre équilibre physiologique qu'une nourriture saine et que l'exercice physique. Les psychiatres, psychologues et psychanalystes, quant à eux, s'intéressent à cette question depuis longtemps. C'est ainsi que le psychanalyste Juan David Nasio nous décrit le besoin d'amour comme une des conditions de base de notre santé : « L'expérience de l'amour, de la relation amoureuse à un autre être – qu'il soit homme ou femme –, l'amour filial même, toutes ces variations de l'amour sont absolument indispensables. Il est la condition *sine qua non* de notre santé psychologique[1]. » J'ajouterai qu'une bonne gestion des relations affectives est un élément aussi puissant qu'un antidépresseur pour guérir.

Les histoires qui suivent ne concernent pas seulement la nourriture, le poids ou les compulsions, mais traitent aussi

1. Juan David Nasio, *Un psychanalyste sur le divan*, Paris, Payot, 2005.

de la véritable recherche au cœur de toute obsession : la quête d'amour, c'est-à-dire le besoin d'aimer et d'être aimé, fondement même de l'estime de soi.

Pour mieux comprendre cette dynamique, aidons-nous d'une représentation et imaginons que ce besoin fondamental d'amour dépende de cinq vitamines essentielles à notre équilibre. L'objectif est de se nourrir de ces vitamines qui sont l'amour universel, l'amour de soi, l'amour de la famille et des proches, les relations au sein de la collectivité et l'amour autour de grandes causes planétaires. Tout cela afin de retrouver l'harmonie et atteindre l'équilibre optimal.

*L'amour universel*

La « vitamine U » correspond à l'amour universel. La carence en cette vitamine fait de notre vie une lutte permanente. Nous finissons par nous sentir épuisés, car nous croyons qu'il faut tout faire par nous-mêmes, tout contrôler. Depuis toujours, l'homme a naturellement noué des liens avec son environnement. Aujourd'hui, pour résister à la pression et au stress de la vie moderne, il a besoin de retrouver une relation spirituelle avec l'univers et de capter la poésie de l'instant. Pour cela, il doit se recentrer, regarder en lui afin de se projeter au-delà des apparences, et de mieux apprécier la vie dans ses aspects les plus simples. C'est la méditation qui peut apporter une réponse à ses questionnements et remplir ce premier réservoir d'amour.

*L'amour de soi*

La deuxième vitamine, que je nomme « vitamine S », est celle de l'amour de soi qui s'appuie sur l'estime de soi. Il s'agit d'un ensemble de jugements que l'on porte sur soi à travers son propre regard et celui des autres. L'estime de soi subit des hauts et des bas au gré des événements que nous vivons. Mais ce qui est important, c'est que les manifestations de souffrance restent occasionnelles. Dans le cas contraire, une estime de soi trop faible nous fait renoncer ou fuir devant la moindre difficulté et nous rend très sensibles aux jugements des autres.

En revanche, les personnes qui ont une bonne estime d'elles-mêmes affrontent les échecs et les difficultés de la vie sans s'effondrer, car, malgré leurs doutes et leurs peurs, elles sont capables d'accepter leurs imperfections. Et le jugement s'exerce principalement sur le corps. Selon les critères de la mode, il n'est jamais assez parfait, devenant ainsi la préoccupation majeure de nos contemporains. Ainsi, lorsque nous subissons un excès de stress ou de frustration lié à notre style de vie ou à notre impuissance face aux exigences de la société, notre instinct se tourne vers cette satisfaction originaire qu'est le plaisir de manger. Aimer son corps fait partie de l'estime de soi. Il s'agit de réapprendre à le respecter, à être en paix avec lui en répondant à son besoin d'activité, de sécurité et de nutrition, sans carence ni excès.

Une bonne estime de soi résulte d'un processus dynamique permettant de faire la distinction entre monde intérieur et monde extérieur. S'accepter tel que l'on est allège le quotidien et donne confiance en l'avenir.

Pour remplir cet objectif, vous devez devenir la personne la plus importante de votre vie et vous entraîner à accepter vos qualités comme vos imperfections avec bienveillance.

*L'amour que l'on entretient avec ses proches*

La troisième vitamine, que je nomme P, correspond à l'amour pour sa famille et ses amis. Lorsque, de manière insidieuse, vous vous êtes progressivement laissé enfermer dans une surcharge de travail, ou à l'inverse dans une inactivité chronique, vous manifestez une carence en vitamine P. Vous avez alors tendance à vous replier sur vous-même ou à vous étourdir par le travail.

Pour remédier à cette carence, il est nécessaire de renouer avec d'anciennes amitiés ou bien de tisser de nouveaux liens. Les premières vous aident à vivre l'expérience de la continuité, à vous accepter tel que vous êtes ; les seconds vous incitent à devenir créatif et à découvrir des aspects inédits de vous-même. Les deux sont essentiels, car l'important est de pouvoir se sentir complètement soi-même avec quelqu'un d'autre.

*L'amour que l'on entretient au sein de la collectivité*

C'est la « vitamine Co », comme collectivité ou communauté. Faire partie d'un groupe est bon pour l'estime de soi. L'homme est un être social qui a besoin de communiquer, d'échanger, de créer des liens et de partager. Cela explique pourquoi, lorsque vous en êtes en carence affective, vous le vivez comme une douleur pouvant mener à l'anxiété. Aujourd'hui nous n'appartenons plus à des petites communautés bien identidiées, mais à des groupes mal définis, ce qui accroît le sentiment d'anonymat et de solitude. Pour entretenir des liens affectifs, on peut rejoindre d'autres personnes partageant les mêmes centres d'intérêt, dans un club sportif ou de loisirs par exemple. En outre, il y a toujours la possibilité de participer à une activité bénévole ou associative, de quelque nature que ce soit.

Les études sur la psychologie du bonheur, notamment celle menée par Michael Argyle[1], démontrent que les gens qui ressentent le plus le bonheur sont ceux qui ont des relations affectives stables et qui s'impliquent dans leur communauté. De plus, il est aujourd'hui démontré que les personnes qui participent à des activités communautaires ont une meilleure santé et jouissent d'une espérance de vie supérieure de 60 % à celle des autres[2]. La stimulation que l'on trouve dans la relation à autrui est unique car elle constitue un remède efficace de prévention des états anxieux ou dépressifs.

### *L'amour autour des causes planétaires universelles ?*

La cinquième vitamine, que je nomme M, comme monde, correspond au besoin que nous avons d'élargir notre vision du monde et d'en être un acteur à part entière. Que vous partiez à l'autre bout du monde ou que vous participiez à la vie de votre quartier, ce qui compte est de vous intéresser à votre environnement naturel. Au même titre que l'on s'intéresse à sa communauté, on peut donner son énergie pour des causes planétaires. Par cet investissement de nombreuses personnes trouvent une place dans la société et retrouvent le plaisir de travailler et d'agir.

Comme nous l'avons vu, prendre soin de votre santé émotionnelle peut revêtir différentes formes. L'important est de trouver ce qui vous correspond le mieux. Pour certains, cela signifiera consulter un thérapeute, pour d'autres s'accorder du temps pour s'occuper de soi, passer de bons

---

1. Argyle M., *The Psychology of Happiness*, New York, Routledge, 2e éd., 2001.
2. Zuckerman, D. M., Kasl S. V. *et al.*, « Psychosocial predictors of mortality among the elderly poor », *Am. J. Cardiol.*, 1984, vol. 119, p. 410-423.

moments avec des proches, ou bien encore réorganiser ses priorités.

*Le bon équilibre des « vitamines essentielles »*

Les cinq vitamines « essentielles » sont indispensables pour entretenir la connexion avec vous-même. C'est un réflexe naturel, au même titre que la recherche de l'équilibre acide-base.

Lorsque nous ne sommes plus en contact avec les qualités de notre vraie nature, nous ressentons une « carence vitaminique ». Il faut donc remédier à ce sentiment de manque afin de rétablir l'équilibre optimal. Le secret est de constamment veiller à un bon apport en vitamines affectives essentielles : les relations à soi, aux autres et au monde extérieur.

Cet apport doit être analysé afin d'éviter tout déséquilibre émotionnel. C'est le cas, par exemple, lorsque nous mettons tous nos espoirs et toutes nos attentes, uniquement sur notre partenaire, nos enfants ou nos amis pour combler tous nos besoins. Leur attribuer cette tâche impossible conduira à un sentiment de frustration, un sentiment de ne pas recevoir suffisamment en retour, et ainsi s'amorce le déséquilibre.

## ➤ *Le cycle du changement*

Lorsque nous avons fait le plein d'une des cinq vitamines, nous éprouvons un grand bien-être. Mais, paradoxalement, la réalisation d'un projet de vie peut engendrer un sentiment de manque. La tentation est grande de se poser alors qu'il faut rester vigilant et continuer à alimenter la créativité. Tout projet s'inscrit dans un cycle perpétuel de renouveau marqué par des phases d'expérimentation, suivies de périodes de lassitude au cours desquelles on peut même se sentir déprimé. Cela se traduit par de l'ennui, de l'agitation et de la frustration. C'est en négligeant les autres domaines que nous avons rompu l'équilibre.

Pour pallier ce manque et rétablir l'équilibre, il faut donc expérimenter les autres domaines et vous apprêter à vivre d'autres expériences de vie.

### ➤ *La créativité*

L'homme possède une aptitude naturelle à la découverte et à la création. La créativité met de l'harmonie dans tous les domaines de la vie ; en ce sens elle ne concerne pas seulement les artistes. Nous pouvons la définir comme une aptitude à changer de point de vue pour résoudre de nouveaux problèmes ou pour nous dégager d'anciennes impasses. De ce fait elle est propre à chacun d'entre nous. Quoi qu'il en soit, la créativité met de l'éclat dans notre quotidien en nous faisant sortir de nos automatismes pour agir avec plus de spontanéité et de flexibilité. Elle est une fonction de l'intelligence et permet de s'affranchir des cadres rigides en proposant des idées originales. Ainsi se crée une dynamique au bénéfice de notre vitalité et de notre bien-être.

Ce fut le cas de Marie qui, face à des choix délicats, s'est trouvée, à 22 ans, en proie au doute.

**Marie, des ressources intérieures insoupçonnées**

Comme beaucoup de jeunes de son âge, Marie devait faire un choix pour son orientation universitaire. Allait-elle passer encore des années sur les bancs de l'université ou se frotter dès à présent au monde du travail ? En dépit des conseils que chacun lui donnait, Marie ne se voyait pas poursuivre des études supérieures trop longues et trop stressantes.

Elle était partagée entre le désir de faire plaisir à ses parents, qui voulaient qu'elle poursuive ses études dans une grande université, et son envie d'aller vivre à la campagne avec ses chiens et son cheval. Il est vrai que Marie avait très tôt manifesté un amour pour la nature, faisant de longues marches au bord de la mer ou en forêt. Vivre au milieu des animaux et des plantes la comblait. Elle opta alors pour la vie professionnelle et renonça aux études. Après quelques emplois comme vendeuse, elle travailla pendant un an dans une grande chaîne de *fast-food*. C'est là qu'elle apprit à être flexible et polyvalente.

Après douze mois d'expérience, la jeune femme a déchanté car elle s'est rendu compte qu'elle ne disposait plus de temps pour elle et que son salaire n'était pas à la hauteur des efforts fournis. Frustrée et en colère, Marie avait tendance à céder à la facilité et, comme nombre de ses collègues, elle acceptait de plus en plus souvent la nourriture gracieusement offerte par l'enseigne.

Marie savait au fond d'elle-même que, loin de résoudre ses problèmes, une telle réaction l'empêcherait de voir clairement la situation.

Elle devenait de plus en plus nerveuse et son entourage se plaignait de sa mauvaise humeur. Marie se trouvait donc en proie à un dilemme, qui accentuait son stress. C'est ainsi qu'elle vint me trouver, prétextant une fatigue chronique et un désir de rééquilibrer son alimentation.

Comprenant que Marie était prise dans un dilemme dont elle ne voyait pas l'issue, je lui ai conseillé de segmenter ses objectifs de façon accessible et réaliste. En procédant par étapes, elle pourrait ainsi organiser son quotidien et mieux envisager l'avenir pour retrouver un bon équilibre.

Je lui ai proposé un programme personnalisé en m'appuyant sur ce qu'elle aimait faire. En premier lieu, il était nécessaire qu'elle retrouve le calme intérieur. Pour cela, elle devait pratiquer la marche active-base quotidiennement en l'accompagnant d'exercices de respiration. Ces activités l'aidaient à retrouver un équilibre émotionnel. En gérant son stress, Marie n'était plus tentée par la nourriture du *fast-food*, et retrouvait petit à petit son équilibre alimentaire.

À mesure que Marie progressait dans ses réflexions, elle s'est reconnectée avec ses valeurs profondes grâce au calme intérieur ainsi retrouvé. À l'aide de son agenda personnel qui lui servait de journal quotidien, elle a réalisé que le dilemme au centre duquel elle s'était placée n'était pas insurmontable. Elle comprit qu'elle avait des ressources intérieures insoupçonnées, masquées jusqu'alors par des pensées négatives.

Le stress l'avait empêchée d'entamer toute action allant dans le sens d'une résolution de ses conflits.

C'est ainsi qu'après ces réflexions et une année d'expérience professionnelle, mûre et plus confiante, elle a repris ses études. Mais Marie a fait un compromis et a décidé de les mener à son rythme, en étudiant et en travaillant à mi-temps.

Aujourd'hui, les promenades dans les dunes avec ses chiens sont de grands moments de détente où elle prend du recul par rapport à sa nouvelle vie entre études supérieures et activité à mi-temps dans une grande entreprise de prestige.

Désormais, sa vie sera toujours ponctuée par ces moments de calme et de réflexion, importants pour son équilibre émotionnel.

## ➤ *Les ressources énergétiques*

L'énergie nécessaire à l'équilibre optimal se trouve autour de nous et non pas seulement dans l'assiette. Elle réside dans la nature qui nous entoure et dépend de la faculté que nous avons de la recevoir. Lorsque nous nous sentons revigorés après un séjour à la montagne ou une soirée passée au coin du feu, nous recevons sans le savoir les bienfaits de cette énergie naturelle. La créativité, la joie et l'appréciation des bonheurs quotidiens sont la preuve d'une bonne ouverture à cette énergie.

Améliorer la qualité des moments de détente est une priorité de la méthode acide-base. De la même façon que nous pouvons éliminer l'acidité et nous alcaliniser par un bon équilibre nutritionnel, nous pouvons aussi décharger le stress grâce à des techniques naturelles. Ces techniques, aussi bien traditionnelles qu'issues des plus récentes recherches scientifiques, s'intéressent aux effets de la relaxation sur l'organisme. Les méthodes millénaires basées sur le souffle et le corps, comme le yoga, la méditation et les massages nous apprennent à déceler et à ressentir notre énergie naturelle pour en tirer tous les bénéfices. Elles recommandent différents exercices qui relient le corps et l'esprit afin de travailler sur les émotions.

### ➤ *Les bonheurs au quotidien*

Apprécier l'instant présent et chacun de nos gestes, même les plus anodins : marcher, respirer, observer… Tout cela intensifie notre perception de la valeur des choses. Attendre uniquement le « grand événement » pour être heureux, c'est prendre le risque qu'il ne se produise jamais, ou que nous y arrivions trop épuisés pour l'apprécier.

Les petits bonheurs résident dans des gestes aussi simples que prendre une douche bien chaude les jours de grand froid, être heureux qu'il fasse beau un joli matin d'hiver, être content d'acheter un bouquet de fleurs, avoir des nouvelles d'un ami, avoir trouvé dix minutes pour faire une sieste et se relaxer en écoutant votre musique préférée. La musique est une grande source de plaisir qui influence nos émotions. Savoir se détendre et neutraliser le stress nous permet de traverser la journée avec légèreté. Le quotidien nous donne l'occasion de nous ancrer dans le présent et d'apprécier l'instant. Nos journées sont essentiellement faites de ces banalités qui constituent la meilleure occasion de donner du sens à notre vie. De plus, elles ont l'avantage de nous sécuriser du seul fait qu'elles sont répétitives.

### *Le massage : toucher le corps pour apaiser l'esprit*

Toucher est un besoin biologique et la plus ancienne manière de soigner. Les médecines traditionnelles ont toujours privilégié le massage, le considérant comme une des plus puissantes thérapies qui apaise le corps de ses tensions et de ses souffrances. Aujourd'hui, le massage fait partie intégrante des médecines complémentaires. C'est un acte qui procure une relaxation profonde : le fait d'être massé par un autre aide à se réapproprier son corps tout en installant une relation de confiance avec autrui.

Les massages ont un excellent pouvoir antistress qui freine les fringales car ils entraînent une baisse du cortisol, une des hormones du stress. Ils constituent aussi une bonne façon de stimuler la désacidification. Le fait de presser et de manipuler la peau active les circulations lymphatique et veineuse.

D'un point de vue psychologique, une étude menée auprès de femmes ayant des troubles du comportement alimentaire a démontré qu'un massage régulier permet de diminuer les symptômes d'anxiété et de stress en relation avec la baisse du cortisol[1].

Les massages favorisent aussi la production d'endorphines au niveau du cerveau, ces hormones diminuant la perception des douleurs et procurant une sensation de bien-être et de relaxation.

1. Hart S., Field T., Hernandez-Reif, M., *et al* ; « Anorexia nervosa symptoms are reduced by massage therapy », *Eating Disorders. The Journal of Treatment and Prevention,* 2001, 9, p. 217-228.

### *Le yoga*

Le yoga est une pratique qui met en valeur la communication corps-esprit en se basant sur le souffle et les postures corporelles. La méthode est axée sur la recherche de détente et de concentration. Par ses postures, ses mouvements et sa respiration spécifiques, le yoga permet de rétablir votre énergie intérieure, le *chi* des chinois. Cette discipline vous aide à retrouver une bonne respiration et à détendre vos muscles.

De plus, en réactivant le système lymphatique, le yoga favorise l'élimination des acides et aide ainsi à diminuer le stress. La méthode acide-base préconise la pratique régulière du yoga pour renforcer les organes d'élimination de l'organisme.

À long terme, le yoga contribue à un développement harmonieux de la personnalité.

### *L'acupuncture*

L'acupuncture est une médecine chinoise pratiquée depuis plus de cinq mille ans à travers le monde.

À la différence de la médecine traditionnelle, elle propose une vision globale de l'homme, qui ne fait qu'un avec son environnement. Ainsi, non seulement elle remédie aux symptômes, mais elle traite aussi la cause même du mal en utilisant les points d'énergie le long des lignes de force qui parcourent le corps : les méridiens.

En 1997, un rapport publié par le prestigieux National Institut of Health (NIH) des États-Unis, intitulé *Consensus Development Conference on Acupuncture*, concluait que l'acupuncture, utilisée comme traitement complémentaire ou alternatif, ou encore incluse dans un programme multidisciplinaire de traitement, pouvait être efficace pour soulager un grand nombre d'affections.

En 1978, l'Organisation mondiale de la santé (OMS) publiait un rapport reconnaissant l'acupuncture comme pratique médicale officielle.

## *L'acupuncture bioénergétique*

Dans le domaine des champs énergétiques, il existe d'autres méthodes de traitement qui, basées sur l'acupuncture, remplacent les aiguilles comme l'auriculothérapie, les ventouses, etc., la plus populaire étant le laser infrarouge. À l'aide de ce laser, il est possible de stimuler des points d'acupuncture sans avoir recours aux aiguilles. Cette thérapie est peu coûteuse, indolore et sans effets secondaires. Ces techniques sont particulièrement utilisées auprès des personnes dont le traitement exige une stimulation prolongée.

Dans le cadre de son métier de conseiller sportif, Marc a constaté que les champs d'énergie du corps sont souvent bloqués, de sorte que cela nous empêche d'aller jusqu'au bout de nos efforts pour perdre du poids et nous remettre en forme.

Il s'est aperçu que ces blocages pouvaient restreindre la circulation de l'énergie, diminuer ou saboter notre motivation et nous mettre finalement sur la voie de l'échec. Après avoir suivi une formation dans ce domaine, Marc a commencé à utiliser l'acupuncture au laser. Elle aide à combattre des symptômes tels que l'hypertension, la fatigue chronique et les troubles du comportement alimentaire.

En traitant des patients qui cherchaient, en vain, à perdre du poids, réduire leur stress ou guérir leur mal-être, Marc a rapidement constaté une amélioration significative de leur état. Notons que l'acupuncture au laser est, entre autres, utilisée sur les personnes qui redoutent les aiguilles. Elle est indiquée dans des cas de douleur, de dépendance (tabac, alcool, nourriture) et de tension psychique.

*La sophrologie*

Cette méthode est une synthèse des pratiques orientales de méditation, de yoga et de relaxation occidentale. Elle permet d'affiner l'état de conscience en harmonisant le corps et l'esprit, en chassant peurs, angoisses et tensions.

Cette technique basée sur des exercices de visualisation et de concentration nous fait accéder aux régions supérieures de la conscience. Apaisante, elle recherche l'harmonie entre le corps, le mental et l'esprit, afin de vous procurer une sensation de bien-être.

*La visualisation*

La visualisation utilise l'influence du psychisme sur le corps. Les images associées à des émotions positives nous permettent d'accéder à un état de relaxation. L'objectif est donc de remplacer les émotions négatives associées à une situation stressante, par des émotions positives. Il s'agit d'un processus de transformation qui agit au plus profond de l'être avec des conséquences positives pour notre santé.

*La respiration*

Le souffle est considéré comme un lien entre le corps et l'esprit, une source de vitalité et d'énergie. Il est étonnant de constater que de nombreuses cultures ont accordé au souffle et à l'esprit le même mot pour les désigner : les Grecs les nomment *pneuma,* les Romains *spiritus,* les Hébreux *ruach* et les Indiens *prana.* La respiration est un mouvement universel. Expansion et contraction caractérisent les cycles de l'univers ; expiration et inspiration caractérisent les cycles de la respiration.

Du point de vue biologique, la respiration se distingue des autres fonctions corporelles telles que la digestion ou l'élimination, car elle est autant involontaire, comme dans le sommeil, que volontaire pendant la veille où nous pouvons la faire varier ou la bloquer. Elle est un formidable outil de gestion émotionnelle, dans la mesure où, selon notre façon de respirer, nous pouvons faire varier notre énergie.

Lorsque l'on respire mal, les organes et les tissus sont alors mal oxygénés. C'est ainsi que l'organisme dans son ensemble s'asphyxie et finit par s'épuiser. Une respiration bien contrôlée, profonde et régulière permet d'évacuer les tensions, de maîtriser les émotions et d'accroître l'énergie. Bien respirer a d'autres atouts : combattre le mal de dos, lutter contre la constipation, oxygéner le cerveau, retrouver un teint frais et favoriser la sécrétion d'endorphines, véritables molécules du bien-être.

La respiration stimule également le système lymphatique, qui constitue, en quelque sorte, le réseau d'épuration de notre corps.

### *La respiration consciente*

La respiration consciente a une puissante action sur le stress, augmente la vitalité et procure une grande sensation d'apaisement.

Respirer correctement s'apprend : une bonne inspiration part du ventre, puis remonte vers la poitrine en soulevant le diaphragme.

Pratiquez la respiration abdominale : inspirez doucement en gonflant le ventre et expirez en le rentrant. Telle une vague qui apaise et qui détend, la respiration doit être ample pour faire circuler l'air et non le bloquer. En cas de stress, elle a tendance à s'accélérer et à devenir plus superficielle et thoracique. Maîtriser sa respiration permet une meilleure oxygénation et entraîne une diminution de la tension.

**Exercice de respiration 2-5-3**

- Inspirez en comptant jusqu'à 2.
- Retenez votre souffle en comptant jusqu'à 5.
- Expirez en comptant jusqu'à 3.

Répétez dix fois (trois fois par jour).

La respiration est l'une des fonctions sur lesquelles vous pouvez avoir une action directe à tout moment. Une respiration ample et régulière est, en effet, la clé de la détente et de l'équilibre. Elle est à la base des pratiques de méditation. C'est aussi un moyen d'harmoniser corps, esprit et émotions.

*La méditation,*
*lien entre l'esprit et le corps*

Pour rester en bonne santé et en parfaite harmonie, nous avons besoin de trouver un équilibre entre l'esprit et le corps.

Pour accéder à cette paix intérieure, certains choisiront un séjour en pleine nature, la lecture de textes sacrés, l'étude des relations humaines, alors que d'autres iront vers la pratique de la méditation.

Nous sommes en méditation quand notre pensée se tourne vers l'intérieur de nous-mêmes, induisant ainsi un état de relaxation profonde qui nous aide à agir naturellement sur le stress et l'anxiété.

Toute activité qui permet de se libérer l'esprit et suscite un apaisement peut être considérée comme une forme de méditation. C'est le cas des pêcheurs à la ligne au bord d'une rivière, concentrés sur leur activité, des marcheurs silencieux, des peintres contemplatifs face à un paysage, des voyageurs qui regardent défiler les nuages… et de tous ceux qui savent apprécier la poésie de la vie.

### Les bienfaits de la méditation

La méditation améliore la balance émotionnelle en nous aidant à rétablir le contact avec la partie intime de notre être. Agir sur les émotions est la façon la plus directe d'accéder à l'équilibre optimal. C'est un des chemins qui offrent les résultats les plus probants.

Elle agit sur l'estime de soi en apaisant notre esprit préoccupé par les peurs et les attentes et améliore ainsi notre cohérence personnelle. Méditer incite à être bienveillant envers nous-mêmes en nous menant naturellement vers une attitude sereine d'acceptation de la réalité.

Pratiqué dès le matin, ce moment de silence nous aide à affronter de façon positive les défis de la journée. La méditation, grâce au calme qu'elle procure, nous donne accès à notre intuition profonde. Il s'agit d'une technique simple et complexe à la fois. Simple parce qu'elle consiste à relâcher la tension et à se concentrer ; complexe car il faut apaiser le flux constant des pensées.

Des études menées aux États-Unis par le cardiologue Herbert Benson et par Keith Wallace de l'Université Harvard ont confirmé que la méditation induisait une réponse de relaxation aux effets durables. Ils ont démontré son influence bénéfique sur de nombreux[1,2] troubles physiques. Selon les résultats de leurs recherches, elle abaisse le taux de cortisol, influence le rythme cardiaque et la tension, améliore le système immunitaire et a une action positive sur les maladies coronariennes, la dépression, l'hypertension, l'insomnie…

1. Wallace R. K et Benson H., « The physiology of meditation », *Scientific American*, 1972, 226, p. 84-90.
2. Benson H., *The Relaxation Response*, New York, Morrow, 1975.

Pour être efficace, la méditation doit être pratiquée de façon régulière afin d'obtenir des modifications physiologiques notables. Pour y parvenir, le meilleur outil est une méditation sans religiosité ni mysticisme : la méditation pragmatique.

### *La méditation pragmatique par la visualisation et la respiration*

De la même manière que l'organisme a besoin d'eau, d'oxygène, de nutriments, de vitamines, de minéraux et d'un bon équilibre en acides et en bases, la santé émotionnelle peut s'appuyer sur la méditation.

Pour assurer la coordination corps-esprit, il est important de se mettre dans un état de relaxation absolue. Cette synchronisation progressive des sens est facilitée par la respiration consciente et la visualisation dont les effets sont immédiats.

#### Préparer l'atmosphère

Avant de commencer la séance, trouvez un endroit calme où vous ne serez pas interrompu.

Pour cela, vous devez débrancher le téléphone, prendre quinze minutes pour oublier la routine quotidienne et vos soucis. Une musique de fond apaisante peut être de bonne compagnie pendant l'exercice, mais elle n'est pas indispensable.

#### La posture

La personne est assise confortablement et se concentre sur sa posture : dos droit et épaules relâchées. Cette concentration sur la posture, capitale pour maintenir le lien corps-esprit, a pour but d'extraire celui qui médite du monde extérieur.

#### Vous êtes prêt à méditer

La première étape consiste à prendre conscience de votre respiration. Fermez les yeux et choisissez une image qui symbolise ce que vous souhaitez ressentir. Par exemple, une plage dans un lagon des Caraïbes, un coucher de soleil sur le sommet d'une montagne enneigée, des dunes de sable fin… Entrez dans cette image virtuelle comme si vous y étiez, écoutez les vagues qui s'écrasent sur la plage, le vent, la rivière… Imaginez-vous calme et détendu. Laissez-vous envahir par ces sensations de bien-être : la caresse du soleil sur votre peau, le vent dans vos cheveux, le massage des vagues sur vos pieds… Portez toute votre attention sur votre respiration, elle s'apaise progressivement. Écoutez-la.

De plus en plus, vous prenez conscience des inspirations et des expirations, de l'air qui entre par votre nez, circule dans vos poumons, est exhalé par la bouche. Vous ne ferez plus qu'un avec elle.

La respiration est la fonction vitale par excellence, elle influence vos pensées et votre esprit.

### Les rythmes de la respiration

Pratiquez la respiration abdominale les yeux fermés ou mi-clos. Au cours de cet exercice, pendant quelques minutes, répétez intérieurement, des paroles apaisantes ou bien énumérez des chiffres, et concentrez-vous toujours sur votre respiration, (tout en maintenant votre posture). Vous devez être présent à votre respiration.

Maintenant, commencez votre méditation respiratoire.

Comptez mentalement chaque expiration.

« Un » marquez un arrêt, « deux » ; « trois ». Puis recommencez à « un ». Si vous préférez, vous pouvez réciter des mots calmement. Pour vous donner un exemple, vous pouvez visualiser : « Sereinement, calmement, je respire. »

Inspirez profondément en vous concentrant sur votre corps qui se vide complètement à chaque expiration. Gonflez votre ventre pendant l'inspiration.

Retenez votre respiration pendant trois à cinq secondes, puis expirez par la bouche en comptant jusqu'à 10 et en rentrant votre ventre.

Vous devez canaliser votre pensée et rester attentif. Compter n'est qu'un moyen de fixer votre attention. Vous allez probablement vous rendre compte que c'est la première fois que vous vous sentez aussi calme et paisible.

Au cours d'une première séance, plusieurs sensations vont vous envahir. Vous aurez sans doute quelques difficultés à faire le vide dans votre esprit. L'atmosphère silencieuse de la séance vous y incite, mais les pensées peuvent se bousculer dans votre tête. Laissez-les passer et ne vous y accrochez pas. À la fin de la séance, vous ressentirez une détente et une légèreté. Peut-être une envie de dormir aussi. Votre esprit s'apaisera et l'agitation intérieure s'estompera. Vous sortirez plus serein de la séance et serez capable d'apprivoiser vos émotions et de les redécouvrir. Voilà donc un pas vers une autre manière d'aborder l'existence.

Une fois la séance de méditation terminée, ne vous relevez pas tout de suite. Pensez au temps écoulé. Vous devriez vous sentir paisible et détendu.

Poursuivez les séances jusqu'à ce que vous ressentiez une amélioration durable. Elles peuvent être plus ou moins satisfaisantes, mais la réussite réside dans le simple fait de méditer et de se ménager un temps pour soi.

Pour habituer l'esprit, le cœur et le corps à cette forme de relaxation, il est recommandé, dans un premier temps, de méditer environ un quart d'heure, une à deux fois par jour. Une fois la technique assimilée, vous pourrez décider de la fréquence des exercices et de leur durée.

Ce classique de la relaxation ralentit les pulsations du cœur et libère la circulation de l'énergie. Avec le retour de la sérénité, les pensées s'allègent.

### *La technique de simulation*

Beaucoup d'entre nous pensent qu'il est difficile d'apprendre à se relaxer. Pour faire face à cette difficulté, il existe une technique de simulation simple et efficace : « faire comme si ». Quelle que soit l'intensité du stress, celui-ci ne peut résister à la force de l'imaginaire. En effet, notre cerceau ne faisant aucune différence entre ce qui est imaginé et ce qui est vécu, il suffit de simuler le calme pour ressentir un état de bien être au bout dc quclqucs minutes. Pourquoi ? Par la technique du « faire comme si », nous simulons un comportement de calme et de détente qui trompe le subconscient.

Ce processus agit sur notre état interne en utilisant la posture, le mouvement, la concentration et les mots.

Sachant que tout ce que nous ressentons résulte aussi de la manière dont nous utilisons notre corps, créer un changement radical de notre attitude corporelle permet de changer notre état interne. Grâce à l'anticipation, vous allez imaginer ce que vous ressentirez lorsque vous aurez obtenu le résultat désiré.

Prenons l'exemple de quelqu'un qui désire arrêter de fumer, mais qui n'y arrive pas encore. Par la simulation, il peut se projeter dans l'avenir, s'imaginer qu'il ne fume plus et qu'il en ressent une grande libération. Cette personne doit associer la visualisation à un changement de posture, comme se tenir droite et respirer profondément ; cela l'aidera à se concentrer. L'erreur jusqu'à présent a peut-être été de se dire simplement : je dois arrêter de fumer, car fumer tue… C'est en éliminant ce genre d'injonction que nous libérerons notre mental de la pression. Il serait plus efficace de se dire : « Quelle différence depuis que je ne fume plus ! Je me sens plus heureux et en meilleure santé, j'ai retrouvé ma vitalité et le goût des aliments… »

Lentement et profondément, la concentration sur les mots va déclencher de nouvelles croyances, aider à changer de comportement et induire une nouvelle réalité. Les mots, tout comme les questions et les affirmations, modifient instantanément l'état émotionnel et notre rapport au monde. Peu à peu, la cohérence s'établit et agit directement sur le cerveau émotionnel.

Pour être encore plus efficace, il convient d'inonder le dialogue interne de mots en lien avec l'état désiré : santé, vitalité, paix, harmonie, calme…

Les résultats seront identiques à ceux obtenus avec des émotions réelles car ce processus dynamique active la production par le cerveau de dopamine, hormone de la motivation et de la récompense.

Voici l'exemple de ma patiente, Béatrice, médecin urgentiste, qui cherchait une solution pour réduire son stress et retrouver l'équilibre.

**Béatrice, être à l'écoute de soi pour mieux vivre sa vie**

Lorsque j'ai demandé à Béatrice de penser à un moment de son existence où elle s'est sentie particulièrement en paix, elle a mentionné un été à Saint-Barthélemy (dans les Antilles), sept ans auparavant, lors duquel elle avait loué un bungalow. Au cours de cette conversation, j'ai remarqué que les choses qui semblaient la rendre la plus heureuse étaient liées à ce qu'elle voyait. Béatrice me décrivait un endroit empreint de beauté, les œuvres d'art accrochées aux murs, le coucher du soleil, les fleurs et la mer turquoise qu'elle pouvait voir de la terrasse et de la fenêtre de sa chambre, en passant par les couleurs chaudes des pièces qui la calmaient et la détendaient. Toute cette beauté environnante l'emplissait de bonheur.

Après lui avoir fait découvrir que l'esthétique était un élément stimulant de sa santé émotionnelle, j'ai suggéré à Béatrice d'aménager dans son appartement un lieu qui l'apaiserait. Elle a alors choisi de transformer une petite pièce en oasis de paix : elle a revêtu les murs de couleurs douces et l'a décorée en s'inspirant de l'intérieur du bungalow de ses vacances aux Antilles. Chaque matin, elle y prenait son petit déjeuner et s'accordait quelques minutes de détente dans ce nid de tranquillité. Elle y pratiquait également des exercices de méditation et de relaxation pour apaiser son esprit.

## *L'agenda pilote*

Pour que les rêves deviennent réalité et dépassent le domaine de l'espérance, il faut que leur réalisation relève d'une stratégie précise. Changer un aspect de votre vie dépend des moyens mis en œuvre et la tenue d'un agenda en fait partie. L'agenda pilote est un outil destiné à vous aider à mettre en place votre formule gagnante. En notant régulièrement tout ce que vous ressentez, vous réussirez à atteindre l'équilibre optimal dans de bonnes conditions.

Une étude menée à l'Université du Texas a montré que les étudiants qui tiennent un agenda sur lequel écrire les moments difficiles de leur vie et les émotions qui les accompagnent tombent moins souvent malades[1]. C'est un exercice de communication émotionnelle avec soi-même et de prise de conscience qui donne un sens aux événements. Il induit une mise à distance des émotions négatives, laissant donc moins de prise au stress.

Beaucoup d'entre nous pensent peut-être que l'écriture quotidienne leur prendra trop de temps. Pourtant, que représentent quelques minutes par jour dans une stratégie destinée à améliorer toute une vie ? Sachez que la qualité de

---

1. Pennebaker J. W., *Opening Up. The Healing Power of Confiding in Others,* New York, W. M. Morrox & Co, 1990.

votre vie future dépend de votre aptitude à bien gérer celle d'aujourd'hui. La plus simple des résolutions peut aussi s'avérer être la plus efficace.

Un des principaux avantages d'une bonne stratégie est de vous libérer de la pression de la volonté. Malgré les meilleures intentions du monde, nous avons tous connu des moments où la motivation et l'énergie nous ont fait défaut. Afin d'éviter les faux départs qui nous font perdre confiance en nos capacités, il faut disposer d'une stratégie éprouvée qui soutient nos efforts et nos actions dans la durée.

Pour cela, il est nécessaire de mettre en place un calendrier précis avant tout engagement durable. Un exemple : vous avez décidé de faire de l'exercice physique de façon régulière. Au début, l'entraînement s'avère facile car vous êtes enthousiaste. Mais un matin froid d'hiver, vous préférez rester sous la couette plutôt que de chausser vos baskets. La volonté a disparu, mais le besoin est toujours là. C'est en établissant au préalable un emploi du temps, en rendant difficile, voire impossible, toute entorse à votre projet que vous réussirez à atteindre votre objectif.

### ➤ *La stratégie du changement durable*

Que ce soit dans le domaine sportif, artistique ou plus simplement dans la vie quotidienne, les études sur le comportement montrent que les gens qui réussissent visualisent leurs désirs, les ressentent et les vivent au plus profond d'eux-mêmes. Ils ont en eux la capacité d'imaginer et de se projeter dans l'avenir avec une extrême précision. La concentration, associée à une bonne représentation mentale, leur donne le pouvoir de rester en phase avec leurs objectifs. Ils notent leur stratégie et leurs idées sur un agenda qu'ils ont toujours avec eux. Atteindre un objectif implique d'appliquer une stratégie.

Ceux qui réussissent sont enthousiasmés par ce qu'ils font et en retirent beaucoup d'énergie. Ils s'amusent en travaillant et savent partager avec les autres leur vision du monde en regardant les choses telles qu'elles sont. Cela leur donne l'occasion de vivre des situations diverses qui stimulent leur créativité et leur adaptabilité.

*Dès lors, quelle stratégie mettre en place ?*

Comprendre les causes d'un problème de poids est essentiel pour atteindre son objectif durablement. C'est ce que propose le programme de gestion du stress de la méthode acide-base.

Pour agir profondément sur le stress, il est nécessaire de se situer au centre de la réflexion et de l'action. Les techniques d'accompagnement dont l'efficacité est prouvée depuis longtemps, permettent de mener à bien ce nécessaire travail de clarification. La question ne porte pas sur le « pourquoi », mais sur le « comment ». Il ne s'agit pas de « réparer » le passé, mais de préparer l'avenir. L'observation de ces conseils a un effet durable sur l'existence. Une attitude positive face aux événements de la vie est aussi importante qu'une alimentation équilibrée en acides et en bases ainsi que le mouvement et les soins du corps pour retrouver une parfaite harmonie.

SEPTIÈME PARTIE

# L'équilibre du corps selon les principes de la méthode acide-base

# *Le mouvement et les soins du corps pour une parfaite harmonie : le programme sportif de la méthode acide-base*

## Objectif 1 : inverser les effets du vieillissement

Un grand nombre de nos fonctions vitales dépendent directement de notre activité physique.

L'activité physique n'est pas seulement un moyen de perdre du poids ou de le contrôler : elle peut aussi modifier la plupart des marqueurs de l'âge.

La masse musculaire, la capacité respiratoire et la densité osseuse sont relativement préservées par l'exercice physique. Celui-ci prévient bon nombre de maladies chroniques et ralentit les effets pervers du temps.

Il ne s'agit évidemment pas de faire de vous un athlète de haut niveau, mais de vous inciter à renouer avec un minimum d'exercice physique. Cela est d'ailleurs conforme à notre histoire puisque nos ancêtres devaient, pour se nourrir, déployer des efforts physiques quotidiens bien plus importants que les nôtres.

L'activité physique constitue donc un élément clé de l'équilibre optimal acide-base.

## Objectif 2 : se libérer des acides par l'oxygénation et l'activité

Lors de l'activité physique, deux mécanismes permettent la désacidification et le retour à l'équilibre.

Tout d'abord l'oxygénation, liée à l'activation de la respiration, permet l'oxydation des acides avant leur élimination.

Puis la sudation est le deuxième mécanisme d'élimination des acides. En effet, outre sa fonction de refroidissement corporel, la transpiration participe à l'élimination des acides par la peau, voie de drainage naturel non négligeable. C'est aussi par cette voie que l'organisme se débarrasse d'autres substances indésirables.

Il faut donc intégrer l'exercice physique à la vie quotidienne plutôt qu'en faire une activité supplémentaire. Cela est possible, par exemple, en choisissant de se déplacer à pied ou à vélo plutôt qu'en voiture, ou bien encore, de monter les escaliers plutôt que prendre l'ascenseur.

Et pourquoi pas une bonne marche au grand air !

## La méthode acide-base sport : une remise en forme complète

Le programme sportif de la méthode acide-base associe quatre activités sportives : la marche acide-base, le trampoline, la musculation et les étirements. Ces quatre activités contribuent à l'oxygénation de l'organisme et concourent au maintien de l'équilibre acide-base.

**Méthode acide-base sport**

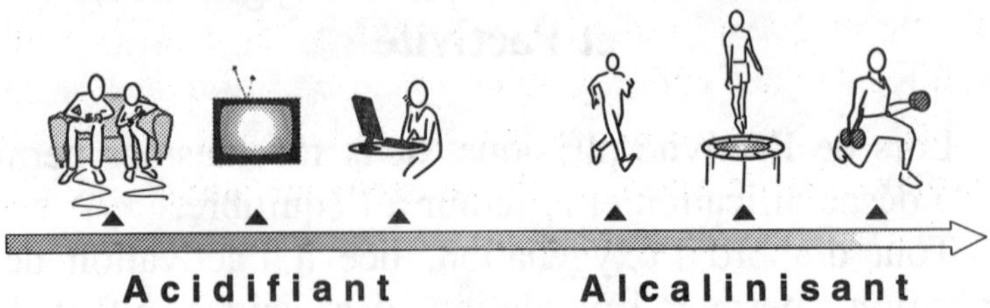


Marche
Trampoline
Musculation et étirements

L'autre marche
« Il est souvent dit en Asie que le miracle n'est pas de marcher sur l'eau, mais de marcher sur terre.
La marche est une expérience de l'indéfini et de l'infini. En allant au-devant, pas à pas, c'est l'entrée en soi des dons de l'univers que l'on reçoit[1]. »

### ➤ *La marche active-base*

L'objectif de la marche active-base est de vous aider à intégrer dans votre vie quotidienne un exercice naturel, simple et facile. L'environnement urbain s'y prête autant que la campagne, la montagne ou le bord de mer. La marche est

1. Trinh T. Minh-Ha et Jean-Paul Bourdier : légende d'une illustration du musée des Arts premiers – Paris.

réellement une activité complète que je vous recommande de pratiquer toute l'année.

Au-delà du changement alimentaire, c'est la première prescription que je donne à mes patients lorsqu'ils veulent reprendre une activité physique, sans pour autant aller nager à la piscine, courir tous les matins ou bien encore s'inscrire dans une salle de sport où ils ne mettront jamais les pieds, malgré leurs bonnes résolutions…

**La petite révolution d'Olivier**

Parmi les recommandations que j'ai faites à l'un de mes patients, Olivier, la marche a été très salutaire. Ce jeune homme d'une trentaine d'années était venu me voir pour des problèmes d'anxiété. Travaillant dans une agence de publicité renommée, il était chargé des relations avec la clientèle et devait régulièrement présenter les projets de l'équipe à d'importants annonceurs. Cette situation le mettait dans un état de nervosité intense, avec des suées irrépressibles et des maux de ventre qui le paralysaient.

Olivier avait donc besoin d'une méthode qui tienne compte de son état émotionnel. Bien qu'il eût une alimentation à peu près équilibrée, il était inquiet de sa trop grande consommation de café et de marijuana, laquelle, contrairement aux idées reçues, n'a pas de véritable pouvoir relaxant et peut même rendre dépressif à long terme. Concernant le sport, il me confia qu'il n'en avait pas fait depuis le lycée, sa vie professionnelle lui prenant tout son temps.

Il fallait que je tienne compte du fait qu'Olivier ne semblait pas prêt à bouleverser ses habitudes. Je lui ai donc conseillé de commencer à pratiquer la marche active-base tous les jours, associée à des exercices de respiration profonde. Je savais que ces activités agiraient rapidement sur son anxiété et sur son état physique. Ma prescription alimentaire était très simple : il devait commencer par augmenter sa consommation de fruits et de légumes de façon à en manger cinq fois dans la journée, éviter la viande rouge en la remplaçant par de la volaille, du poisson ou des œufs.

Ce changement alimentaire devait être accompagné de compléments nutritionnels alcalinisants et de draineurs à base de plantes. Pour joindre l'utile à l'agréable, Olivier a organisé ses rendez-vous professionnels autour de la marche qu'il pratiquait avec des collaborateurs ou des amis. Lorsqu'il marchait seul, il en profitait pour écouter de la musique ou réviser son anglais avec son baladeur.

Quelques semaines plus tard je constatais qu'Olivier était plus détendu, prêt à aller plus loin pour améliorer sa forme physique.

Les bienfaits de la marche active-base ont uniques. De nombreuses études ont montré que cette activité présente autant d'avantages que la course, à condition de la pratiquer de manière régulière. Aux États-Unis, pays qui bat les records du nombre moyen de voitures par habitant, une étude de l'Université du Tennessee constate qu'une personne fait, en moyenne, entre 3 000 et 5 000 pas par jour, alors que pour un bienfait maximal, elle devrait en faire au moins 10 000. En effet, chaque pas est un pas de plus vers la santé.

En cherchant progressivement à atteindre les 10 000 pas par jour, la marche active-base vous propose de remettre les pendules – ou plutôt le compteur de pas ! – à l'heure, en vous aidant d'un podomètre. Attaché à votre ceinture, le podomètre additionne les mouvements de vos hanches. Il enregistre le nombre de pas, la distance parcourue et éventuellement le nombre de calories dépensées. Grâce à lui, vous contrôlez vos progrès, que vous pouvez noter sur un tableau de progression.

La marche active-base se fait d'un bon pas, comme si vous étiez en retard à un rendez-vous, tout en balançant énergiquement les bras, comme lors d'une balade en ski de fond. Les muscles des épaules, des bras, du dos, de l'abdomen, des cuisses et des jambes sont ainsi renforcés.

La qualité de vos chaussures de marche doit être irréprochable : confortables, avec des talons plats et des lacets.

Pour pimenter vos sorties, vous pouvez écouter une musique rythmée qui vous donne un regain d'énergie et/ou attacher à vos pieds ou à vos mains des petits poids.

## Six astuces pour accumuler les petits pas au quotidien

1. Descendez de l'autobus, du train ou du métro un arrêt avant le vôtre et poursuivez votre chemin à pied.
2. Accompagnez vos enfants à l'école à pied.
3. Prenez l'escalier plutôt que l'ascenseur ou l'escalator.
4. Faites vos courses à pied.
5. Ne vous servez pas de la télécommande, levez-vous !
6. Faites de grandes promenades pendant le week-end.

### *Les bienfaits de la marche active-base*

Les villes offrent de merveilleuses occasions de pouvoir pratiquer la marche toute l'année. Nous devrions tous en faire au minimum une demi-heure par jour, d'une intensité au moins égale à une marche rapide.

Les bienfaits de la marche sur l'âge et sur la santé sont reconnus. Accessible à tous, elle est praticable en toute saison. Cette activité est utile à la prévention des maladies cardiovasculaires, du surpoids et du diabète. Elle augmente la sensation d'énergie, renforce l'ossature et tonifie les muscles. Cet exercice permet de mieux gérer l'appétit, favorise la digestion, réduit le stress et améliore la qualité du sommeil.

La marche favorise la respiration et stimule la circulation veineuse et artérielle des membres inférieurs, tout en renforçant le muscle cardiaque.

Tous ces bénéfices font d'elle un excellent moyen d'atteindre l'équilibre optimal acide-base.

L'activité physique favorise l'augmentation du taux de bon cholestérol et prévient l'hypertension artérielle. Selon l'étude *Nurses' Health Study*, menée sur une large population féminine pendant une période de huit ans, il existe une étroite relation entre marche et prévention cardio-vasculaire. Les résultats attestent que les femmes qui effectuaient trois heures de marche par semaine avaient 35 % de moins de risque d'être atteintes d'une crise cardiaque que celles qui marchaient rarement. De fait, la plupart des cardiologues la prescrivent de préférence à tout autre exercice. Une autre étude américaine, poursuivie sur deux cent trente-neuf jours, a démontré qu'une marche quotidienne de 1,6 km améliorait la densité osseuse. Le ralentissement de l'érosion du tissu osseux contribue ainsi à favoriser le maintien de l'équilibre acide-base et à augmenter l'espérance de vie.

*Les bienfaits sur le corps*

La marche active-base modèle la silhouette et la rend plus svelte. À partir de 30 ans, la masse musculaire fond inexorablement. Il est donc indispensable d'entretenir notre capital musculaire, d'autant plus qu'il est corrélé à l'équilibre acide-base.

Marcher selon la méthode acide-base renforce la condition physique engageant toutes les chaînes musculaires dans un même mouvement dynamique, contrairement à la marche ou à la course traditionnelles qui n'exploitent que les membres inférieurs.

Autre avantage : les blessures occasionnelles des sportifs (foulures, claquages, tendinites) sont évitées.

### *Marcher pour réduire le stress*

Bénéfique pour le psychisme, la marche est un remède contre le stress. Que vous marchiez dans un parc, en forêt ou pour aller à un rendez-vous, la marche a toujours une action bénéfique sur votre santé. La marche de la méthode acide-base est un excellent moyen de contrôle des émotions et du système nerveux.

Elle peut être une forme de méditation dans la mesure où elle aide à « libérer le mental ». Les soucis quotidiens s'effacent sous nos pas et nous avançons dans un état de conscience légèrement modifié. Accompagnée d'une respiration profonde, elle permet de se recentrer et d'atteindre une sensation d'harmonie. La marche provoque de multiples sécrétions hormonales qui apportent à l'individu bien-être et confort physique.

La marche en randonnée est aussi l'occasion de partager des moments de convivialité : les clubs de marche permettent les rencontres, les discussions et surtout l'entraide dans l'effort, les marcheurs se stimulant les uns les autres.

Ces clubs assurent un entraînement en endurance efficace et agréable.

### *Les cas particuliers*

En cas de maladie, la marche présente un intérêt évident, mais nécessite certaines précautions. Il faut avant tout consulter son médecin avant de s'engager dans un programme de marche qui devra obligatoirement être progressif. La marche est incontestablement utile et efficace en cas de maladies telles que le diabète, l'hypertension artérielle, le surpoids et les maladies cardio-vasculaires, mais c'est au médecin de donner le « feu vert » à son patient.

Quant à la marche aquatique, elle est efficace car elle augmente le degré de difficulté tout en soulageant les articulations des arthrosiques et des grands obèses.

**Nicole, ou quand la passion donne des ailes**

Toute personne n'ayant pratiqué aucune activité physique depuis longtemps doit procéder par étapes pour habituer son corps à un nouveau rythme. Cette prudence est particulièrement recommandée pour les sujets atteints de douleurs articulaires. Ainsi ai-je eu l'occasion d'aider Nicole, qui souffrait d'arthrose, à réaliser son rêve en douceur.

Après un long et minutieux interrogatoire, en concertation avec son rhumatologue, je lui ai proposé de mettre en place une nouvelle approche nutritionnelle acide-base et un nouveau style de vie. Quatre mois plus tard, Nicole a commencé à ressentir les effets de la méthode acide-base sur sa santé. Enthousiasmée, elle m'a annoncé qu'elle s'était fixé un défi : faire avec son amie Thérèse le pèlerinage de Saint-Jacques de Compostelle. Deux mois de marche, un peu plus de 1 600 kilomètres, qui allaient leur faire traverser les monts d'Auvergne, l'Aubrac, la vallée du Lot, les plateaux du Quercy et les coteaux du Béarn, puis franchir les Pyrénées et converger vers la Galice, en Espagne.

Pour réaliser son projet, je lui ai conseillé alors de se faire aider par un coach. Nicole a débuté un entraînement progressif de remise en forme. Les premiers moments furent difficiles, mais, sa motivation aidant, chaque effort représentait pour elle un pas de plus vers une meilleure santé. Au bout d'un an, afin de préparer son pèlerinage, elle s'est mise à marcher 5 kilomètres par jour ; trois ans plus tard, elle parcourait de 15 à 20 kilomètres plusieurs fois par semaine.

Couplée à une alimentation équilibrée, la marche a été sa thérapie.

Qu'importe que Nicole ait réalisé ou non le pèlerinage de ses rêves. Ce qui compte avant tout, c'est que maintenant elle nage régulièrement, pratique la randonnée pédestre de manière modérée trois fois par semaine. Cela lui permet de stabiliser sa maladie et de rester optimiste. Elle a définitivement adopté les principes d'une alimentation saine et équilibrée sur la base de la méthode acide-base.

Nicole, en se donnant un but ambitieux – aller à pied à Saint-Jacques de Compostelle –, a cultivé sa motivation pour l'activité physique, puissant levier vers le changement.

Les résultats de Nicole, bien qu'impressionnants, reposent sur des bases simples et logiques : le travail musculaire est indispensable à la prise en charge de l'arthrose. Il a d'ailleurs été démontré que la sédentarité pouvait aggraver ce mal. L'inactivité, le fait de ne pas solliciter suffisamment ses articulations, conduit inévitablement à une perte de la masse musculaire ; le mouvement devient plus difficile et de moins en moins harmonieux. Une pratique sportive régulière et appropriée, comme la marche active-base, le cardio-training ou la natation, augmente la souplesse articulaire et la masse musculaire des personnes souffrant d'arthrose. Loin de se limiter à un rôle préventif, la marche active-base complète de manière efficace le traitement médical et la rééducation.

## ➤ *Le trampoline*

Le minitrampoline est un appareil peu encombrant, sûr et facilement disponible pour une somme modique. Il peut être utilisé dès le plus jeune âge et jusqu'à des âges avancés. Le saut sur trampoline est une activité sportive ludique qui vous surprendra par son pouvoir énergisant. Vous pouvez vous exercer sans sortir de chez vous tout en regardant la télévision ou en écoutant de la musique.

### *Les bénéfices*

La pratique du minitrampoline quelques minutes par jour améliore le transport des nutriments en activant la circulation du sang et de la lymphe, un des systèmes majeurs d'élimination.

C'est une activité excellente pour l'expulsion des déchets produits par le métabolisme, en particulier des acides, pour l'oxygénation et pour la digestion.

Cet exercice joue également un rôle important dans le maintien d'une bonne coordination musculaire.

Le trampoline stimule l'équilibre, consolide l'ossature, améliore l'endurance et la fonction cardiaque.

### ➤ *Les poids et haltères*

Utilisés correctement, les poids et les haltères permettent d'effectuer des exercices variés qui renforcent les articulations, accroissent la densité osseuse et augmentent la masse musculaire. Ils représentent une excellente option pour se muscler et s'assouplir.

Les effets du renforcement musculaire sur la santé sont considérables : diminution des douleurs liées à l'arthrose, des douleurs lombaires, amélioration esthétique et sensation de bien-être.

Les exercices de musculation consolident l'ossature, améliorent la posture et réduisent les risques d'ostéoporose et de mal de dos.

Selon une étude menée par des chercheurs de l'Université Tufts aux États-Unis, le manque d'exercice musculaire entraîne un « manque de chair », c'est-à-dire une fonte des muscles, une fatigue et une augmentation du tissu adipeux.

La musculation est particulièrement recommandée car il a été démontré qu'une acidose latente entraînait une perte de masse musculaire.

### ➤ *Les étirements*

La technique d'étirements ou *stretching* associe des mouvements de gymnastique traditionnelle, de culture physique et d'autres pratiques comme le yoga.

Ces exercices visent à assouplir nos muscles et à augmenter l'amplitude et la précision du geste. Les étirements diminuent les contraintes au niveau des articulations et permettent d'éviter une usure prématurée comme l'arthrose. Ils favorisent également la circulation du sang. Ainsi, durant les étirements, les résidus acides présents dans les muscles après un effort physique sont éliminés plus facilement. Cela explique pourquoi il faut s'étirer pour prévenir l'apparition des courbatures et des crampes.

Des exercices d'étirement quotidiens sont utiles au maintien d'une bonne condition physique. Plus souple, vous pouvez résister plus facilement aux blessures et répondre alors aux exigences de la vie quotidienne. Votre respiration devient plus ample et plus profonde et vous avez une meilleure conscience de votre corps. De plus, les étirements procurent une grande sensation de plaisir.

### ➤ *Les bienfaits du programme sportif de la méthode acide-base*

Le mouvement est synonyme de vie. Il doit être varié pour activer les sept cents muscles qui composent notre corps. De la pratique de la marche aux étirements, en passant par le trampoline et les haltères, chacun de nos organes et systèmes (cardiovasculaire, lymphatique, digestif et respiratoire) dépend en grande partie de la pratique régulière d'une activité physique.

Mes observations m'ont permis de constater que la pratique d'exercices physiques quotidiens spécifiques accompagne efficacement les prescriptions nutritionnelles visant à l'équilibre optimal acide-base. Le programme sportif acide-base associé au programme nutritionnel favorise la « purification » des tissus du corps en luttant contre la stagnation des résidus acides. Par ailleurs, ce programme joue un rôle actif dans la lutte contre le stress et l'anxiété, contribuant ainsi à de meilleures dispositions émotionnelles. Un sentiment de plénitude et de calme attend toute personne qui applique les principes du programme sportif acide-base.

## ➤ *Les soins du corps*

### *Le massage, la plus ancienne des médecines*

Les vertus du massage ont été largement démontrées. De nombreuses études scientifiques aboutissent au même résultat : quelles que soient les techniques utilisées, le toucher a une action sur le psychisme et sur le corps. Il participe au drainage des acides, soulage les douleurs de dos, assouplit les muscles et les articulations et relâche les tensions. Le massage a des vertus antalgiques, apaisantes ou stimulantes qui nous rechargent en énergie et en vitalité.

### *Le drainage lymphatique manuel « active-base »*

Il consiste à effectuer d'amples pressions, tour à tour fermes et plus légères, sur l'ensemble du corps ou une de ses parties. Cette technique est particulièrement efficace pour relancer les systèmes lymphatique et veineux pour drainer les déchets jusqu'à la surface de la peau.

### *Les techniques de sudation : les enveloppements, le sauna et les bains chauds*

La chaleur constitue un précieux allié pour relancer la détoxination de votre organisme. Les enveloppements, le sauna et les bains de vapeur activent le processus de sudation et aident ainsi à éliminer les déchets acides. De plus, la chaleur détend en favorisant le relâchement du tonus musculaire. Ces pratiques font travailler le cœur, ce qui stimule la circulation sanguine et favorise l'élimination.

### *Un sommeil réparateur en respectant le cycle activité-repos*

> « Reposez-vous. Une terre bien reposée donne une superbe récolte. »
>
> OVIDE

Notre corps a besoin de se reposer et de se régénérer par le sommeil, le manque de repos étant à l'origine de beaucoup de maladies liées au stress. En dormant, vous reconstituez vos réserves d'énergie. Un manque de sommeil peut entraîner des difficultés de concentration ou un état d'anxiété majeur, à l'origine de symptômes gênants. Cet état peut engendrer une baisse des défenses de l'organisme avec, entre autres, des rhumes à répétition ou des allergies. Prendre soin de soi, c'est aussi respecter ses propres rythmes biologiques, dont celui du sommeil.

# *Conclusion*

## Une solution moderne

Cet ouvrage est le fruit de ma volonté de partager avec le plus grand nombre les progrès de la science et les résultats de mes dernières découvertes. Je ne pourrais pas concevoir mon métier de médecin sans y inclure les notions essentielles de formation continue, de recherche et de partage. Capter, métaboliser puis restituer à autrui – qu'il s'agisse d'un confrère ou d'un patient – sont les trois domaines auxquels je me suis attaché dans mon parcours.

Mon métier est le résultat d'une quête personnelle. Une recherche des moyens de prévenir la maladie chronique. Depuis longtemps, je pensais que la solution résidait dans la maîtrise du subtil équilibre entre les acides et les bases. C'est grâce aux rencontres avec d'autres scientifiques que j'ai réussi à comprendre l'équilibre acide-base et les conséquences de son dérèglement. J'ai réalisé à quel point il est important de partager ses propres connaissances avec celles d'autres scientifiques internationaux. Les grandes idées partent en général d'une observation clinique : les médecines naturelles ont contribué à la mise en valeur de l'équilibre acide-base et le relais a été pris par les chercheurs qui y ont vu un sujet d'intérêt. Aujourd'hui, les scientifiques ont confirmé plusieurs hypothèses et sont sur la voie de nouvelles découvertes.

Quel plaisir de savoir que le domaine de l'équilibre acide-base a été mis à l'honneur et qu'il bénéficie d'avancées grâce au travail de chercheurs du monde entier ! Je suis enthousiasmé par cette émulation telle que j'ai pu la remarquer lors du récent congrès international sur ce sujet.

La méthode acide-base n'impose pas un régime radical. Elle respecte notre bagage génétique, ce « noyau dur » de l'humanité qui n'a pas changé et n'est pas près de le faire. En d'autres termes, les êtres humains sont naturellement « conçus » pour se nourrir suivant un régime à prédominance alcaline. Le métabolisme humain ne se modifie pas : c'est son environnement qui change et, notamment, les « contraintes » de vie moderne. Nous sommes victimes d'agressions extérieures acidifiantes, néfastes au plus profond de nous-mêmes. Néanmoins, je reste optimiste et ne vois pas ici de réelle difficulté car je sais que nous détenons des solutions face à ces attaques de la vie contemporaine. Ces solutions dépendent de notre volonté d'agir sur les contraintes et événements extérieurs, qui sont à l'origine de nos désordres profonds.

C'est finalement simple : il suffit de comprendre pour passer à l'action et retrouver ainsi l'équilibre acide-base.

Le retour à cet équilibre passe par l'application de la méthode acide-base qui vous prouve que, par les gestes de votre vie quotidienne, vous pouvez devenir acteur de votre propre santé. Vous disposez donc d'une solution moderne à un problème de vie moderne. Votre regard sur le bien-être va changer.

Quelle chance de pouvoir nous approprier les progrès de la science et de prendre notre vie en main !

# ANNEXES

# *Tableaux des index glycémiques*

**Aliments et produits à IG bas**

| | | | |
|---|---|---|---|
| Amarante | 35 | Brugnon, nectarine (blancs ou jaunes ; fruit frais) | 35 |
| Cassoulet | 35 | Céleri rave (cru ; rémoulade) | 35 |
| Coing (fruit frais) | 35 | Compote, purée de fruits (sans sucre) | 35 |
| Crème glacée (au fructose) | 35 | Farine de pois chiches | 35 |
| Figue (fraîche) | 35 | Grenade (fruit frais) | 35 |
| Haricot adzuki | 35 | Haricot borlotti | 35 |
| Haricot blanc, cannellini | 35 | Haricot noir | 35 |
| Haricot rouge | 35 | Jus de tomate | 35 |
| Levure | 35 | Levure de bière | 35 |
| Lin, sésame, pavot (graines de) | 35 | Maïs ancestral (indien) | 35 |
| Moutarde | 35 | Orange (fruit frais) | 35 |
| Pain Essène (de céréales germées) | 35 | Pêche (fruit frais) | 35 |
| Petit pois (frais) | 35 | Pois chiches (boîte) | 35 |
| Pomme (compote) | 35 | Pomme (fruit frais) | 35 |
| Prune (fruit frais) | 35 | Purée d'amandes blanches (sans sucre) | 35 |
| Quinoa | 35 | Riz sauvage | 35 |
| Sauce tomate, coulis de tomate (sans sucre) | 35 | Tomate séchée | 35 |
| Tournesol (graines) | 35 | Vermicelle de blé dur | 35 |

| | | | |
|---|---|---|---|
| Wasa™ fibre (24 %) | 35 | Yaourt au soja (aromatisé) | 35 |
| Yaourt, yoghourt, yogourt (nature) | 35 | Abricot (fruit frais) | 30 |
| Ail | 30 | Betterave (crue) | 30 |
| Carotte (crues) | 30 | Confiture (sans sucre) | 30 |
| Fromage blanc** non égoutté | 30 | Fruit de la passion, maracudja, grenadille pourpre | 30 |
| Haricot vert | 30 | Lait de soja | 30 |
| Lait d'avoine (non cuite) | 30 | Lait d'amande | 30 |
| Lait frais/poudre | 30 | Lait (écrémé ou non) | 30 |
| Lentille brune | 30 | Lentille jaune | 30 |
| Mandarine, clémentine | 30 | Marmelade (sans sucre) | 30 |
| Navet (cru) | 30 | Pamplemousse (fruit frais) | 30 |
| Poire (fruit frais) | 30 | Pois chiches | 30 |
| Salsifis | 30 | Tomate | 30 |
| Vermicelle de soja | 30 | Airelle, myrtille | 25 |
| Cerise | 25 | Chocolat noir (> 70 % de cacao) | 25 |
| Farine de soja | 25 | Flageolet | 25 |
| Fraise (fruit frais) | 25 | Framboise (fruit frais) | 25 |
| Graines de courge | 25 | Groseille | 25 |
| Groseille à maquereau | 25 | Haricot mungo (soja) | 25 |
| Hummus, homus, humus | 25 | Lentille verte | 25 |
| Mûre | 25 | Pois cassés | 25 |
| Purée de cacahuètes (sans sucre) | 25 | Purée de noisettes entières (sans sucre) | 25 |
| Purée d'amandes complètes (sans sucre) | 25 | Artichaut | 20 |
| Aubergine | 20 | Cacao en poudre (sans sucre) | 20 |
| Cerise des Antilles, acérola | 20 | Chocolat noir (> 85 % de cacao) | 20 |
| Cœur de palmier | 20 | Fructose | 20 |

| | | | |
|---|---|---|---|
| Jus de citron (sans sucre) | 20 | Pousse de bambou | 20 |
| Ratatouille | 20 | Sauce tamari (sans sucre ni édulcorants) | 20 |
| Yaourt au soja (nature) | 20 | Agave (sirop) | 15 |
| Amande | 15 | Asperge | 15 |
| Blette, bette | 15 | Brocoli | 15 |
| Cacahuètes, arachides | 15 | Céleri branche | 15 |
| Céréales germées | 15 | Champignon | 15 |
| Chou-fleur | 15 | Choucroute | 15 |
| Chou | 15 | Choux de Bruxelles | 15 |
| Concombre | 15 | Courgette | 15 |
| Échalote | 15 | Endive, chicorée | 15 |
| Épinard | 15 | Fenouil | 15 |
| Gingembre | 15 | Graines germes | 15 |
| Groseille noire, cassis | 15 | Haricot coco, haricot mange-tout, coco plat, coco | 15 |
| Noisette | 15 | Noix | 15 |
| Noix de cajou | 15 | Oignon | 15 |
| Olives | 15 | Oseille | 15 |
| Pesto | 15 | Physalis | 15 |
| Pignon de pin | 15 | Piment | 15 |
| Pistache | 15 | Poireau | 15 |
| Poivron | 15 | Radis | 15 |
| Rhubarbe | 15 | Salade (laitue, scarole, frisée, mâche, etc.) | 15 |
| Soja (graines/noix) | 15 | Son (de blé, d'avoine…) | 15 |
| Tofu (soja) | 15 | Avocat | 10 |
| Crustacés (homard, crabe, langouste) | 5 | Épices (poivre, persil, basilic, origan, carvi, cannelle, vanille, etc.) | 5 |
| Vinaigre | 5 | | |

## Aliments et produits à IG moyen

| | | | |
|---|---|---|---|
| All Bran™ | 50 | Barre énergétique de céréales (sans sucre) | 50 |
| Biscuits (farine complète ; sans sucre) | 50 | Chayotte, cristophine (purée de) | 50 |
| Jus de pomme (sans sucre) | 50 | Jus d'airelle rouge/ canneberge (sans sucre) | 50 |
| Jus d'ananas (sans sucre) | 50 | Kaki | 50 |
| Kiwi | 50 | Litchi (fruit frais) | 50 |
| Macaronis (blé dur) | 50 | Mangue (fruit frais) | 50 |
| Muesli (sans sucre) | 50 | Patate douce | 50 |
| Pâtes complètes (blé entier) | 50 | Riz basmati long | 50 |
| Riz complet brun | 50 | Surimi | 50 |
| Topinambour, artichaut de Jérusalem | 50 | Airelle rouge, canneberge | 45 |
| Ananas (fruit frais) | 45 | Banane (verte) | 45 |
| Banane plantain (crue) | 45 | Blé (type Ebly) | 45 |
| Boulgour, bulgur complet (blé, cuit) | 45 | Capellini | 45 |
| Céréales complètes (sans sucre) | 45 | Couscous intégral | 45 |
| Farine de farro (intégrale) | 45 | Farine de kamut (intégrale) | 45 |
| Jus de pamplemousse (sans sucre) | 45 | Jus d'orange (sans sucre et pressé) | 45 |
| Noix de coco | 45 | Orge | 45 |
| Pain grillé, farine intégrale sans sucre | 45 | Petits pois (boîte) | 45 |
| Pilpil (de blé) | 45 | Raisin (fruit frais) | 45 |
| Riz basmati complet | 45 | Sauce tomate, coulis de tomate (avec sucre) | 45 |
| Seigle (intégral ; farine pain) | 45 | Abricot sec | 40 |
| Avoine | 40 | Beurre de cacahuètes (sans sucre ajouté) | 40 |

| | | | |
|---|---|---|---|
| Chicorée (boisson) | 40 | Épeautre (intégral) | 40 |
| Farro | 40 | Fève (crue) | 40 |
| Figue sèche | 40 | Flocons d'avoine (non cuit) | 40 |
| Gelée de coings (sans sucre) | 40 | Haricot rouge (boîte) | 40 |
| Jus de carottes (sans sucre) | 40 | Kamut intégral | 40 |
| Lactose | 40 | Lait de coco | 40 |
| Pain 100 % intégral au levain pur | 40 | Pain azyme (farine intégrale) | 40 |
| Pâtes intégrales, *al dente* | 40 | Pepino, poire-melon | 40 |
| Pruneaux | 40 | Pumpernickel | 40 |
| Purée de sésame, tahin | 40 | Sablé (farine intégrale, sans sucre) | 40 |
| Sarrasin, blé noir (intégral ; farine ou pain) | 40 | Sorbet (sans sucre) | 40 |
| Spaghettis *al dente* (cuits 5 minutes) | 40 | | |

**Aliments et produits à IG élevé**

| | | | |
|---|---|---|---|
| Sirop de maïs | 115 | Maltose (bière) | 110 |
| Amidons modifiés | 100 | Glucose | 100 |
| Sirop de blé, sirop de riz | 100 | Sirop de glucose | 100 |
| Farine de riz | 95 | Fécule de pomme de terre (amidon) | 95 |
| Pomme de terre au four | 95 | Pommes de terre frites | 95 |
| Pain blanc sans gluten | 90 | Pomme de terre en flocons (instantanée) | 90 |
| Riz gluant | 90 | Arrowroot, herbe aux flèches | 85 |
| Carotte (cuites) | 85 | Céléri rave (cuit) | 85 |
| Corn-flakes, flocons de maïs | 85 | Farine de blé blanche | 85 |
| Gâteau de riz | 85 | Lait de riz | 85 |
| Maïzena (amidon de maïs) | 85 | Miel | 85 |
| Navet (cuit) | 85 | Pain hamburger | 85 |

| | | | |
|---|---|---|---|
| Pain très blanc, pain de mie (type Harry's®) | 85 | Panais | 85 |
| Pop corn (sans sucre) | 85 | Riz à cuisson rapide (précuit) | 85 |
| Riz soufflé, galettes de riz | 85 | Tapioca | 85 |
| Fève (cuite) | 80 | Pomme de terre en purée | 80 |
| Courges (diverses) | 75 | Doughnuts | 75 |
| Gaufre au sucre | 75 | Lasagnes (blé tendre) | 75 |
| Pastèque | 75 | Potiron | 75 |
| Riz au lait (sucré) | 75 | Amarante soufflée | 70 |
| Bagels | 70 | Baguette, pain blanc | 70 |
| Banane plantain (cuite) | 70 | Barre chocolatée (sucrée) | 70 |
| Biscotte | 70 | Biscuit | 70 |
| Bouillie de farine de maïs | 70 | Brioche | 70 |
| Céréales raffinées sucrées | 70 | Chips | 70 |
| Colas, boissons gazeuses, sodas (type coca-cola®) | 70 | Croissant | 70 |
| Datte | 70 | Farine de maïs | 70 |
| Gnocchi | 70 | Mélasse | 70 |
| Mil, millet, sorgho | 70 | Nouilles (blé tendre) | 70 |
| Orge perlé | 70 | Pain azyme (farine blanche) | 70 |
| Pain de riz | 70 | Polenta, semoule de maïs | 70 |
| Pomme de terre bouillie pelée | 70 | Raviolis (blé tendre) | 70 |
| Risotto | 70 | Riz blanc standard | 70 |
| Rutabaga, chou-navet | 70 | Special K® | 70 |
| Sucre blanc (saccharose) | 70 | Sucre roux (complet/intégral) | 70 |
| Tacos | 70 | Ananas (boîte) | 65 |
| Betterave (cuite) | 65 | Châtaigne, marron | 65 |
| Confiture (sucrée) | 65 | Couscous | 65 |
| Farine semi-complète | 65 | Fruit à pain, arbre à pain | 65 |
| Gelée de coings (sucrée) | 65 | Igname | 65 |
| Maïs courant en grains | 65 | Marmelade (sucrée) | 65 |

| | | | |
|---|---|---|---|
| Mars®, Sneakers®, Nuts®, etc. | 65 | Muesli (avec sucre, miel…) | 65 |
| Pain au chocolat | 65 | Pain au seigle (30 % de seigle) | 65 |
| Pain bis (au levain) | 65 | Pain complet | 65 |
| Pomme de terre cuite dans sa peau (eau/vapeur) | 65 | Raisin sec | 65 |
| Sirop d'érable | 65 | Sorbet (sucré) | 65 |
| Tamarin (doux) | 65 | Abricot (boîte, au sirop) | 60 |
| Banane (mûre) | 60 | Crème glacée classique (sucrée) | 60 |
| Farine complète | 60 | Lasagnes (blé dur) | 60 |
| Mayonnaise (industrielle, sucrée) | 60 | Melon | 60 |
| Orge mondé | 60 | Ovomaltine | 60 |
| Pain au lait | 60 | Pizza | 60 |
| Porridge, bouillie de flocons d'avoine | 60 | Poudre chocolatée (sucrée) | 60 |
| Raviolis (blé dur) | 60 | Riz de Camargue | 60 |
| Riz long | 60 | Riz parfumé | 60 |
| Biscuits sablés (farine, beurre, sucre) | 55 | Boulgour, bulgur (blé, cuit) | 55 |
| Jus de mangue (sans sucre) | 55 | Ketchup | 55 |
| Manioc (amer) | 55 | Manioc (doux) | 55 |
| Moutarde (avec sucre ajouté) | 55 | Nèfle | 55 |
| Nutella® | 55 | Papaye (fruit frais) | 55 |
| Pêche (boîte, au sirop) | 55 | Riz rouge | 55 |
| Spaghettis blancs bien cuits | 55 | Sushi | 55 |
| Tagliatelles (bien cuites) | 55 | | |

# *Glossaire*

Acide

Composé chimique dont la dissolution dans l'eau fournit des ions $H^+$, appelés ions hydrogène.

Acide aminé

Pour fabriquer les protéines, la cellule utilise des petites molécules qu'elle accroche les unes aux autres : ce sont les acides aminés. Il existe vingt acides aminés naturels. Le corps humain sait en fabriquer onze et l'alimentation nous apporte les neuf autres. Lors de la digestion, ils sont récupérés grâce à la décomposition des protéines (animales ou végétales) contenues dans les aliments.

Acide gras essentiel ou indispensable

Graisses que l'organisme ne peut fabriquer qu'en petite quantité ou pas du tout. Les acides gras doivent alors être apportés chaque jour par l'alimentation.

Acidose

Trouble de l'équilibre acide-base de l'organisme correspondant à une augmentation de la concentration d'acide dans le sang et dans les liquides interstitiels (liquides dans lesquels baignent les cellules, à l'exclusion du sang).

Alcalin

Composé chimique dont la dissolution dans l'eau capte des ions $H^+$.

Antioxydant

Substance capable de neutraliser ou de réduire les dommages causés par les radicaux libres dans l'organisme. Les radicaux libres sont notamment responsables de l'oxydation des cellules, phénomène important dans le processus du vieillissement. Les principaux anti-oxydants naturels sont les vitamines C et E, les caroténoïdes et le sélénium.

BASE

Composé alcalin.

CALCIUM

Élément métallique que l'on trouve dans la nature sous forme de calcaire, notamment. Lié au phosphore, il est le constituant principal des os. On trouve du calcium dans la plupart des aliments végétaux et dans certains produits animaux.

Le calcium non osseux, malgré sa faible part (1 %), intervient dans de multiples fonctions indispensables : coagulation sanguine, contractions musculaires, conduction nerveuse, libération d'hormones, etc.

CARDIO-VASCULAIRE

Relatif au cœur et aux vaisseaux sanguins.

CELLULE

Unité de base microscopique de tous les êtres vivants. Elle produit de l'énergie, qu'elle utilise pour fabriquer toutes les substances nécessaires à sa vie. La cellule se nourrit, produit de l'énergie et échange des informations avec les structures environnantes. Elle se multiplie et meurt au bout d'un certain temps.

CHOLESTÉROL

Graisse naturelle indispensable au bon fonctionnement de l'organisme, apportée en partie par l'alimentation. Mais le cholestérol est surtout synthétisé par les cellules du corps, notamment le foie. On distingue le « bon » et le « mauvais » cholestérol.

COMPLÉMENTS ALIMENTAIRES

Les compléments alimentaires sont considérés comme des denrées alimentaires constituant une source concentrée de nutriments (vitamines, minéraux), seuls ou combinés. Leur objectif est de compléter l'apport en nutriments dans un régime alimentaire normal. Les ingrédients doivent faire partie d'une liste de vitamines et de minéraux autorisés. Chaque élément doit répondre à un dosage maximal, adapté à la personne à laquelle le complément s'adresse (femmes enceintes ou personnes âgées par exemple). Des critères stricts sont définis en matière de pureté des vitamines et des minéraux utilisés.

CORONAIRES

Vaisseaux irriguant le muscle cardiaque.

DÉTOXINATION

Ensemble de processus biologiques qui aboutissent à l'élimination par l'organisme des toxines résultant des divers métabolismes.

DIABÈTE

Le diabète est une maladie chronique due à une carence ou à un défaut d'utilisation de l'insuline, hormone produite par le pancréas. Ceci entraîne une augmentation du taux de sucre dans le sang (hyperglycémie), avec son cortège de conséquences néfastes. Le diabète déclenche, entre autres, des problèmes au niveau des reins, du système nerveux, du cœur et des vaisseaux.

DRAINAGE LYMPHATIQUE

Drainage manuel ou mécanique (pressothérapie) effectué pour améliorer une circulation lymphatique déficiente ou engorgée.

ÉLÉMENTS NUTRITIFS

Vingt éléments chimiques sont connus pour être essentiels à la croissance des organismes vivants, parmi lesquels l'azote, le soufre, le phosphore et le carbone.

ENZYME

Les enzymes sont des protéines présentes dans les cellules de tous les êtres vivants. Elles ont pour fonction de faciliter les réactions chimiques qui s'y produisent naturellement. Par exemple, lors de la digestion, ce sont des enzymes qui accélèrent la décomposition et la transformation des aliments.

FIBRE

« Emballage », ou enveloppe naturelle des végétaux, non digéré dans l'intestin grêle. Les principales catégories de fibres sont la cellulose, les pectines, les gommes.

Certains types de fibres augmentent le volume des selles, soulageant ainsi la constipation. Les fibres alimentaires sont partiellement digérées dans le côlon, où elles fermentent sous l'action des bactéries productrices de gaz. Les fibres « douces », meilleures pour l'être humain, sont présentes dans les légumes, les oléagineux et les fruits. Les fibres « dures » sont présentes dans les céréales complètes et le son.

GLUCIDES

Synonyme d'hydrate de carbone.

Tous les sucres apportés par l'alimentation sont transformés en glucose. C'est sous cette forme que l'organisme peut utiliser le sucre. Cette transformation a lieu au cours de la digestion et l'absorption du glucose se fait dans l'intestin. Après le passage de la barrière intestinale, une petite quantité est stockée dans le foie sous forme de glycogène, alors que la plus grande partie est mise en réserve sous forme de graisse, en particulier sous la peau. Le glucose est la source énergétique de notre corps, en particulier celle du cerveau.

GLYCÉMIE

La glycémie est la quantité de « sucre » (en réalité du glucose) contenu dans le sang. Lorsque l'on est a jeun, la glycémie est d'environ un gramme de glucose par litre de sang. Mais si l'on mange un glucide, celui-ci se transforme par la digestion en glucose, ce qui se traduit par une augmentation de la glycémie.

Le niveau de la glycémie dans le sang est d'une importance capitale par rapport à la prise ou à la perte de poids. La glycémie augmente après la digestion ; elle induit la sécrétion d'une hormone, l'insuline, qui, en fonction de son importance, est susceptible de déclencher ou non le processus de prise de poids.

MÉTABOLISME

Le métabolisme désigne l'ensemble des réactions chimiques qui se déroulent dans un organisme vivant ainsi que les échanges d'énergie qui les accompagnent.

INDICE DE MASSE CORPORELLE (IMC)

Outil d'évaluation permettant de savoir si l'on est en surpoids ou obèse. L'IMC se calcule en divisant le poids (en kilos) par la taille au carré (en mètres). L'espérance de vie est meilleure chez les personnes dont l'IMC se trouve dans la fourchette « normale » : entre 18,5 et 25 selon les critères de l'OMS (Organisation mondiale de la santé) ; au-delà de 30, on parle d'obésité.

INSULINE

Hormone sécrétée par le pancréas lorsque le taux de sucre dans le sang (glycémie) augmente. Son rôle principal consiste à encourager les muscles et les cellules graisseuses, à récupérer le glucose dans le sang et à ramener ainsi le taux de sucre dans le sang à un niveau normal.

LÉGUMES SECS

Graines comestibles de nombreuses légumineuses, telles que les pois, les haricots secs ou les lentilles. Les légumes secs sont riches en protéines.

LIPIDES

Ensemble des corps gras, c'est-à-dire acides gras ou dérivés d'un acide gras. Ce sont les principaux constituants des membranes cellulaires.

OLIGOÉLÉMENT

Élément minéral (cuivre, cobalt, manganèse, or, argent), présent dans l'organisme en quantité infime et apporté par une alimentation diversifiée.

pH OU POTENTIEL D'HYDROGÈNE

Mesure de l'acidité ou de l'alcalinité des solutions aqueuses. Le pH varie entre 0 (acidité maximale) et 14 (alcalinité maximale). Les liquides dont le pH est compris entre 0 et 7 sont acides. Les liquides dont le pH est compris entre 7 et 14 sont alcalins ou basiques.

POTASSIUM

Métal mou, blanc, très réactif. On le trouve en abondance dans la nature, en combinaison avec d'autres éléments. Dans le corps humain, il est notamment chargé avec le sodium de fonctions cellulaires essentielles.

On le trouve en abondance dans les végétaux, en particulier dans certains fruits.

PRODUITS LAITIERS

Les produits laitiers (ou laitages) sont des produits alimentaires ou industriels élaborés à partir du lait. Parmi les laits utilisés, le principal est de loin le lait de vache (généralement appelé « lait », sans plus de précision), mais on utilise également le lait de chèvre, de brebis, de chamelle, de yak, de bufflonne. Ils sont utilisés essentiellement dans l'alimentation humaine, soit directement, soit comme ingrédients dans la pâtisserie, la biscuiterie, la charcuterie et la fromagerie.

PROTÉINES

Molécules complexes composées d'acides aminés. Il existe plus de 50 000 sortes de protéines différentes dans le corps humain. Elles constituent les principales composantes des muscles, de la peau et des cellules sanguines, ainsi que les hormones, les enzymes et de nombreuses autres molécules essentielles.

RADICAL LIBRE

Composé oxydant formé dans le corps ou produit par des agents externes, comme les rayons ultraviolets, la fumée de cigarette et l'alcool. Les radicaux libres causent de nombreux dommages sur les cellules. Le corps peut les neutraliser en utilisant des antioxydants.

SELS MINÉRAUX

Les sels minéraux existent en quantités relativement élevées dans l'organisme (de l'ordre de plusieurs grammes). Ce sont le calcium, le sodium, le magnésium, le phosphore et le potassium.

À l'image des vitamines, les sels minéraux ne sont pas une source énergétique, mais ils sont indispensables à la vie. Ils sont présents en quantités importantes dans le corps humain, dont ils représentent 4 % du poids. Comme le rein les élimine quotidiennement, notre alimentation doit en apporter chaque jour des quantités suffisantes.

SODIUM

Métal alcalin mou. On le trouve en abondance dans la nature sous sa forme composée, surtout celle du chlorure de sodium (sel de table). Le corps en a besoin pour diverses réactions biochimiques, mais l'excès de sel est nocif. Le sodium existe naturellement en quantité infime dans la plupart des végétaux, ce qui correspond à la dose nécessaire à l'homme.

SUCRES

Ensemble des composés sucrés, incolores et solubles dans l'eau, présents dans la sève des plantes de semence et dans le lait des mammifères. Ils constituent le groupe le plus simple d'hydrates de carbone. Les sucres incluent le glucose, le fructose et le lactose.

TOXINE

Substance toxique créée par l'organisme lui-même. Les toxines doivent être évacuées du corps ; elles le sont notamment par la sueur, l'urine et les selles.

URÉE

Déchet provenant de la combustion de matières riches en azote dans l'organisme et éliminé par l'urine.

VITAMINE

Molécule indispensable au bon développement et au fonctionnement normal de l'organisme, qui ne peut les synthétiser en quantité suffisante. Ces molécules n'ont pas de valeur énergétique et doivent être absorbées quotidiennement à faible dose. Une alimentation équilibrée évite les carences vitaminiques. Il existe différentes classes de vitamines : A, B, C, D, E, K et PP.

# *Bibliographie*

## ➤ *Livres*


AFSSA, *Rapport glucides et santé. État des lieux, évaluation et recommandations,* Nancy, Bialec, 2004.

AIHARA H., *Acid and Alkaline*, Oroville (CA), George Ohsawa Macrobiotic Foundation, 1986.

ARGYLE M., *The Psychology of Happiness,* New York, Routledge, 2e éd., 2001.

AUBERT F., *Le Petit Guide de la cure de raisin*, Mens, Terre Vivante, 1993.

BASDEVANT A., GUY-GRAND B., *Médecine de l'obésité*, Paris, Flammarion, 2004.

BASDEVANT A., LAVILLE M., LEREBOURS E., *Traité de nutrition clinique de l'adulte*, Paris, Flammarion, 2001.

BEARE S., *Le Régime de longévité,* France, Le Lotus d'or, 2005.

BENSON H., *The Relaxation Response,* New York, Morrow, 1975.

BESSON P. G., *Acide-Base : une dynamique vitale*, Saint-Julien-en-Genevois, Éditions Jouvence, 2003.

BIESALSKI H. K., GRIMM P., *Atlas de poche de nutrition*, Paris, Maloine, 2001.

BOISSEAU N., *Nutrition et bioénergétique du sportif,* Paris, Masson, 2005.

BOND G., *Mieux manger retour aux sources*, Paris, Oskar éditions, 2005.

BONDIL A., KAPLAN M., *Votre alimentation selon l'enseignement du Dr Kousmine*, Paris, J'ai lu, 2004.

BOURRE J.-M., *La Vérité sur les oméga-3*, Paris, Odile Jacob, 2004.

BOURRE J.-M., *La Diététique de la performance. Intelligence, mémoire, sexualité*, Paris, Odile Jacob, 1995.

BRAND-MILLER J., FOSTER-POWELL K., *The Low GI Life Plan*, Londres, Hodder Mobius, 2004.

BRAND-MILLER J., WOLEVER T. M. S., COLAGIURI S., FOSTER-POWELL K., *The Glucose Revolution*, Berkeley (CA), Marlowe & Company, 1998.

CLÉMENT B., *Le Programme de santé Hippocrate*, Montréal, Éditions du Roseau, 1990.

COLCLOUGH B., *It's not What You Eat', It's Why You Eat it,* Londres, Vermilion, 1995.

COLLIER R., *Renaître grâce à une cure intestinale*, Paris, Vigot, 2001.

CORDAIN L., *The Paleo Diet,* New York, Wiley & Sons, 2002.

CURTAY J.-P., *La Nutrithérapie*, Lyon, Boiron, 1999.

CURTAY J.-P., SOUCCAR T., *Le Programme de longue vie,* Paris, Seuil, 1999.

CUTTER T., *80/20 diet*, Sydney, Murdoch Books, 2005.

DE LORGERIL M., SALEN P., *Le Pouvoir des oméga-3*, Monaco, Alpen, 2004.

DRIES I., DRIES J., *The Food Combining Bible*, Londres, Harper Thorsons, 2002.

DUFOUR A., FESTY D., *100 ans de jeunesse*, Paris, Presses du Châtelet, 2001.

DUFOUR A., WITTER L., *Le Régime Okinawa*, Paris, Leduc. S Éditions, 2005.

EADES M. R., DAN EADES M., *Le Pouvoir des protéines*, Montréal, Modus Vivendi, 2005.

EASTWOOD M., *Principles of Human Nutrition*, Gaithersburg, Maryland, Aspen Publication, 1999.

FABIANI J. N., PACAUD B., *La Cuisine de vos artères*, Paris, Albin Michel, 1996.

FONTAINE J., *L'Équilibre glycémique*, Saint-Julien-en-Genevois, Jouvence, 2002.

FOSTER H., *Detox Solutions*, Londres, Hamlyn, 2004.

FRICKER J., *Maigrir vite et bien*, Paris, Odile Jacob, 2002 et 2006.

FRICKER J., *Le Nouveau Guide du bien-maigrir*, Paris, Odile Jacob, 1996.

FRICKER J., *Manger pour bien maigrir*, Paris, Odile Jacob, 2005.

FRICKER J., *Être mince, en bonne santé et bien dans sa peau*, Paris, Odile Jacob, 2004.

FROHN B., *Anti-âge*, Paris, Vigot, 2002.

GENNARI F., ADROGUÉ H. J., GALLA J. H., MADIAS N. E., *Acid-Base Disorders and Their Treatment*, New York, Taylor & Francis Group, 2005.

GEPNER P., *L'Ostéoporose*, Paris, Odile Jacob, 2004.

GITTLEMAN A. L., *The Fat Flush Plan*, Colombus (OH), McGraw-Hill, 2000.

GIULIANI P., *L'Alimentation des seniors*, Paris, François-Xavier de Guibert, 2004.

GRATTON N., *Les Secrets de la vitalité*, Paris, Flammarion, 2003

GRIMALDI A., SACHON C., BOSQUET F., *Les Diabètes*, Paris, Éditions médicales internationales, 1995.

GRIMALDI A., THERVET F., *Les Diabètes et les hypoglycémies*, Paris, Éditions Médicales Internationales, 1985.

HAM J., *The GI Walking Diet*, Londres, Harper Thorsons, 2006.

HARPER J., *Detox Handbook*, Londres, Dorling Kindersley, 2002.

HELLER R. F., HELLER R. F., *The Carbohydrate Addict's Program for Success*, New York, Plume, 1993.

HELLER R. F., HELLER R. F., *Hydrates de carbone, le régime minceur*, Paris, Michel Lafon, 2000.

HOLFORD P., *La Bible de la nutrition*, Paris, Marabout, 2001.

HOLLEY A., *Le Cerveau gourmand*, Paris, Odile Jacob, 2006.

JOSIFOFF M., *La Santé retrouvée*, Paris, Grancher, 2004.

JOSHI N., *Joshi's Holistic Detox*, Londres, Hodder Mobius, 2005.

KIEFFER D., *Cures naturopathiques*, Paris, Grancher, 2005.

KIEFFER D., *Encyclopédie de revitalisation naturelle*, Paris, Sully, 2001.

KIEFFER D., *L'Homme empoisonné*, France, Grancher, 2000.

KIEFFER D., *Guide personnel des bilans de santé*, Paris, Grancher, 2004.

KLIMENT F. D., *The Acid Alkaline Balance Diet*, Crawfordsville, Contemporary Books, 2002.

KOESTLER A., *Le Cheval dans la locomotive*, Paris, Calman-Lévy, 1968.

KOUSMINE, *Sauvez votre corps !*, Paris, Robert Laffont, 1987.

KOUSMINE C., *La Méthode Kousmine*, St-Julien-en-Genevois, Jouvence, 1989.

KRASKE E.-M., *Équilibre acide-base*, Paris, Vigot, 2002.

LATY D., *Les Régimes alimentaires*, Paris, PUF, coll. « Que sais-je ? », 1996.

LAZARIDES L., *Le Régime anti-rétention d'eau*, Paris, Michel Lafon, 2001.

LAZARIDES L., *The Big Healthy Soup Diet*, Londres, Harper Thorsons, 2005.

LECERF J.-M., *Poids et obésité*, Paris, John Libbey, 2001.

LE GUEN J.-M., *Obésité, le nouveau mal français*, Paris, Armand Colin, 2005.

LEUREUX G., *Manger moins de viande*, Sète, La Plage, 2004.

MAHESH S., *Le Souffle, parole de vie*, Monaco, Éditions du Rocher, 1998.

MARIEB E. N., *Anatomie et physiologie humaines*, Louvain, De Boeck Université, 1993.

MARSDEN K., *The Complete Book of Food Combining*, Londres, Piatkus, 2000.

MASSON O., *Biochimie. Bases biochimiques de la diététique*, Paris, Éditions médicales internationales, 2002.

MC GRAW P., *The Ultimate Weight Solution*, New York, Free Press, 2003.

MCKEITH G., *You Are What You Eat*, Londres, Penguin Group, 2004.

MILLER A., *Notre corps ne ment jamais*, Paris, Flammarion, 2004.

PAGE A., *Alimentation et maladies coronariennes*, Paris, Masson, 1993.

PERRICONE N., *The Perricone Prescription*, New York, HarperCollins, 2004.

PERRICONE N., *The Perricone weight-loss diet*, New York, Ballantine Books, 2005.

PIVONKA E., BERRY B., *Cinq Fruits et légumes par jour*, Paris, Marabout, 2004.

PLATKIN C. S., *Le Régime automatique*, Paris, Marabout, 2005.

PRESLES P., SOLANO C., *Prévenir*, Paris, Robert Laffont, 2006.

RAFAL S., *L'Alimentation anti-oxydante*, Paris, Marabout, 2004.

RÉMÉSY C., *Que mangerons-nous demain ?*, Paris, Odile Jacob, 2005.

REYGADE J.-C., *Bien alimentairement vôtre*, Toulouse, Paragraphic, 1999.

SABBOH H., *Effets protecteurs des sels alcalinisants de potassium vis-à-vis du risque d'acidose métabolique latente. Étude chez le rongeur et mise en place de modèles nutritionnels*, thèse de doctorat, université d'Auvergne, 2005.

SANTON K., *GI + GL Diet*, Londres, HarperCollins, 2006.

SCHALLER C. T., *Hygiène intestinale*, France, Vivez soleil, 1995.

SCHNEIDER T., *Mon corps, rebelle ou ami ?*, St-Julien-en-Genevois, Jouvence, 2004.

SCIMECA D., TÉTAU M., *Votre santé par les huiles essentielles*, Monaco, Éditions Alpen, 2004.

SEARS B., *Le Régime des stars*, Paris, Le Cherche-Midi, 2002

SEARS B., LAWREN B., *Le Juste Milieu dans votre assiette*, Québec, Les Éditions de l'homme, 2003.

SEARS B., *Le Régime oméga*, Québec, Les Éditions de l'homme, 2002.

SEARS B., *Mastering the zone*, New York, HarperCollins, 1997.

SEARS B., *The Zone Diet*, Londres, Thorsons, 1998.

SEARS B., *Enter the Zone Diet*, Londres, Harper Collins, 1995.

SEIGNALET J., *L'Alimentation ou la troisième médecine*, Paris, François-Xavier de Guibert, 2004.

SERVAN-SCHREIBER D., *Guérir*, Paris, Robert Laffont, 2003.

SIMOPOULOS A., ROBINSON J., *Le Régime oméga-3*, Grenoble, EDP Sciences, 2004.

SOUCCAR T., ROBARD I., *Santé, mensonges et propagande*, PARIS, Seuil, 2004

THURIN J.-M., BAUMANN N., *Stress, pathologies et immunité*, Paris, Flammarion, 2003.

VASEY C., *Manuel de détoxication*, St-Julien-en-Genevois, Jouvence, 2003.

VASEY C., *Gérez votre équilibre acido-basique*, Saint-Julien-en-Genevois, Jouvence, 1999.

VASEY C., *L'Équilibre acido-basique*, Saint-Julien-en-Genevois, Jouvence, 2002.

VORMANN J., GOEDECKE T., BÄNZIGER E., *En harmonie avec l'équilibre acido-basique*, Delémont, Éditions Viridis, 2003.

VORMANN J., GOEDECKE T., *Chronish Übersäuert ?*, Allemagne, Fonamed, 2006.

VYAS B., LE QUESNE S., *The pH Diet*, Londres, Thorsons, 2004.

WALKER N.W., *Votre santé par les jus frais de légumes et de fruits*, Mâcon, Éditions d'Utovie, 1999.

WEIL A., *Natural Health, Natural Medecine*, Boston, Houghton Mifflin, 1995.

WEIL A., *Le Guide essentiel de la diététique et de la santé*, Paris, J.-C. Lattès, 2000.

WEIL A., *Le Corps médecin*, Paris, J.-C. Lattès, 1997.

WEILL A., *Huit Semaines pour retrouver une bonne santé,* Paris, J.-C. Lattès, 1998.

WILEY A. R., *Biobalance*, Orem (Utah), Essential Science Publishing, 1989.

WILLET W. C., *Manger, boire et vivre en bonne santé*, Québec, Les Éditions de l'homme, 2003.

YOUNG R., REDFORT YOUNG S., *The pH Miracle for Diabetes*, Londres, Time Warner Paperbacks, 2005.

YOUNG R., REDFORD YOUNG S., *The pH Miracle for Weight Loss*, New York, Warner Books, 2005.

## ➤ *Articles*

ALPERN R. J., SAKHAEES S., « The clinical spectrum of chronic metabolic acidosis : homeostatic mechanisms produce significant morbidity », *Am. J. Kidney Dis.*, 1997, 29, p. 291-302.

ARNETT T., « Regulation of bone cell function by acid-base balance », *Proc. Nutr. Soc.*, 2002, 62, p. 511-520.

ATLAND K., WINTER P., SARAIVA M. J., SUHR O., « Sulfite and base for the treatment of familial amyloidotic polyneuropathy : two additive approaches to stabilize the conformation of human amyloidogenic transthyretin », *Neurogenetics*, 2004, 5(1), p. 61-67.

BARZEL U. S., « The role of bone in acid-base metabolism », *Osteoporosis*, 1970, p. 199-206.

BENSON H., WALLACE R. K., « The physiology of meditation », *Scientific American*, 1972, 226, p. 84-90.

BUSHINSKY D. A., FRICK K. K., « Effet de l'acide sur l'os », *Curr. Opin. Nephrol. Hypertens.*, 2000, 9, p. 369-379.

BUSHINSKY D. A., « Metabolic alkalosis decreases bone calcium efflux by suppressing osteoclasts and stimuling osteoblasts », *Am. J. Physiol.*, 1996, 271(1 Pt 2), F216-22.

BUSHINSKY D. A., GAVRILOV K., CHABALA J. M., LEVI-SETTI R., « Metabolic acidosis decreases potassium content of bone », *Journal of the American Society of Nephrology*, 1997, 7, p. 1787.

BUSHINSKY D. A., « Acid-base imbalance and the skeleton », *Eur. J. Nutr.*, 2001, 40, p. 238-244.

BUSHINSKY D. A., « Decreased potassium stimulates bone resorption », *Am. J. of Physiol.*, 1997, 272, F774-F780.

BUSHINSKY D. A., « Stimulated osteoclastic and suppressed osteoblastic activity in metabolic but not respiratory acidosis », *Am. J. Physiol.*, 1995, 268, C80-8.

CARPINELLI A.-R., SENER A., HERCHUELZ A., MALAISSE W. J., « Stimulus-secretion coupling of glucose-induced insulin release. Effect of intercellular acidification upon calcium efflux from islet cells », *Metabolism*, 1980, vol. 29, n° 6.

CORDAIN L., EATON S. B., SEBASTIAN A., MANN N., LINDEBERG S., WATKINS B. A., O'KEEFE J. H., BRAND-MILLER J., « Origins and evolution of the western diet : health implications for the 21st century », *Am. J. Clin. Nutr.*, 2005, 81, p. 341-354.

CORDAIN L., « Cereals grains : humanity's double edged sword », *World Rev. Nutr. Diet*, 1999, 84, p. 19-73.

COUDRAY C., DEMIGNÉ C., RAYSSIGUIER Y., « Effects of dietary fibers on magnesium absorption in animals and humans », *J. Nutr.*, 2003, 133(1), p. 1-4.

CSEUZ R. M. *et al.*, « Alkaline mineral supplementation for patients with rheumatoid arthritis », *Rheumatology,* 2005, 44 (supplément 1), i 79.

DANAEI G., VANDER HOORN S., LOPEZ A. D., MURRAY C. J., EZZATI M., « Causes of cancer in the world : comparative risk assessment of nine behavioural and environmental risk factors », *Lancet*, 2005, 19, 366 (9499), p. 1784-1793.

DEMIGNÉ C., SABBOH H., RÉMÉSY C., MENETON P., « Protective effects of high dietary potassium : Nutritionnel and metabolic aspects », *American Society for Nutritional Sciences*, 2004, 0022-3166/04.

DEMIGNÉ C., SABBOH H., PUEL C., RÉMÉSY C., COXAM V., « Organic anions and potassium salts in nutrition and metabolism », *Nutrition Research Reviews*, 2004, 17, p. 249-258.

DURLACH J., BAC P., DURLACH V., RAYSSIGUIER Y., BARA M., GUIET-BARA A., « Magnesium and ageing. II. Clinical data : aetiological mechanisms and pathophysiological consequences of magnesium deficit in the elderly », *Magnes. Res.*, 1993, 6(4), p. 379-394.

DURLACH J., DURLACH V., RAYSSIGUIER Y., BARA M., GUIET-BARA A., « Magnesium and blood pressure. II. Clinical studies », *Magnes. Res.*, 1992, 5(2), p. 147-153.

DURLACH J., BAC P., DURLACH V., RAYSSIGUIER Y., BARA M., GUIET-BARA A., « Magnesium status and ageing : An update », *Magnes. Res.*, 2005, 11(1), p. 25-42.

DUSSOL B., « Equilibre acido-basique, acidose et alcalose métaboliques », *Traité de néphrologie*, 2000, 18-033-C-10.

DUSSOL B., « Acidose et alcalose métaboliques », *Encyclopédie médico-chirurgicale*, 18-033-C-10.

EATON S. B., EATON S. B 3rd., « Paleolithic *vs.* modern diets-selected patho-physiological implications », *Eur. J. Nutr.*, 2000, 39(2), p. 67-70.

EATON S. B., EATON S. B., « An evolutionary perspective on human physical activity : implications for health », *Comp. Biochem. Physiol. A. Mol. Integr. Physiol.*, 2003, 136(1), p. 153-159.

EATON S. B., « The ancestral human diet : What was it and should it be a paradigm for contemporary nutrition », *Proc. Nutr. Soc.*, 2006, 65(1), p. 1-6.

ELENKOV I. J., CHROUSOS G. P., « Stress hormones, proinflammatory and anti-inflammatory cytokines, and autoimmunity », *Annals of the New York Academy of Sciences,* 2002, 966, p. 290-303.

FENG J. H. E., MACGREGOR G., « Beneficial effects of potassium », *BMJ,* 2001, vol. 323.

FOSTER-POWELL K., HOLT S. H., BRAND-MILLER J. C., « International table of glycemic index and glycemic load value », *A. J. Clin. Nutr.*, 2002, 76, p. 5-56.

FRASSETTO L., TODD K., MORRIS R. C. Jr., SEBASTIAN A., « Estimation of net endogenous acid production in humans from diet potassium and protein content », *Nephrology*, 1997, 3, S341A.

FRASSETTO L. A., TODD K. M., MORRIS R. C. Jr., SEBASTIAN A., « Estimation of net endogenous noncarbonic acid production in humans from diet potassium and protein contents », *Am. J. Clin. Nutr.*, 1998, 68, p. 576-583.

FRASSETTO L. A., MORRIS R. C. Jr., SEBASTIAN A., « Effets de l'âge sur la composition acido-basique du sang chez l'adulte : quel est le rôle du déclin de la fonction rénale dû à l'âge ? », *Am. J. Physiol.*, 1996, 271, F1114-F1122.

GAO J., COSTILL L. D., HORSWILL C. A., PARK S. H., « Sodium bicarbonate ingestion improves performance in interval swimming », *Eur. J. Appl. Physiol.*, 1988, 58, p. 171-174.

GIRARD J., « Rôle des acides gras libres dans la sécrétion et l'action de l'insuline : mécanismes de la lipotoxicité », *Medecine/Science*, 2003, vol. 19, p. 827-833.

GONICK H. C., GOLDBERG G., MULCARE D., « Reexamination of the acid-ash content of several diets », *Am. J. Clin. Nutr.*, 1968, 21, p. 898-903.

GOUJEON-REYBURN, REJEANNE, « Effects of bicarbonate supplementation on Urinary Mineral Excretion during very low energy diets », *Am. J. Med. Sc.*, 1991, 302(2), p. 67-73.

GREENHAFF P. L., GLEESON M., MAUGHAN R. J., « The effect of dietary manipulation on blood acid-base status and the performance of high intensity exercice », *Eur. J. Appl. Physiol,.* 1987, 56, p. 331-337.

GREEN J., « The physicochemical structure of bone : cellular and noncellular elements », *Miner Electrolyte Metab.*, 1994, 20(1-2), p. 7-15.

GRIMAUD D., ICHAI C., LEVRAUT J., « Troubles de l'équilibre acido-basique chez l'adulte », *Traité d'anesthésie-réanimation*, 1995, 36-860-A-50.

GRINSPOON S. K., BAUM H. B., KIM V., COGGINS C., KLIBANSKI A., « Decreased bone formation and increased mineral dissolution during acute fasting in young women », *J. Clin. Endocrinol Metab.*, 1995, 80, p. 3628-3633.

HART S., FIELD T., HERNANDEZ-REIF M. *et al.*, « Anorexia nervosa symptoms are reduced by massage therapy », *Eating Disorders. The journal of Treatment and Prevention,* 2001, 9, p. 217-228.

HENQUIN J. C., RAVIER M. A., NENQUIN M., JONAS J. C., GILON P., « Hierarchy of the cell signals controllin insulin secretion », *Eur. Clini. Inv.*, 2003, 33, p. 742-750.

HENQUIN J. C., « Triggering and amplifying pathways of regulation of insulin secretion by glucose », *Diabetes*, 2000, vol. 49, novembre.

HENQUIN J. C., « Pathways in beta-cell stimulus-secretion coupling as targets for therapeutic insulin secretagogues », *Diabetes*, 2004, 53, suppl. 3, S48-58.

HOLLAND B., WELCH A. A., UNWIN I. D., BUSS D. H., PAUL A. A., SOUTHGATE D. A. T., « McCance and Widdowson's the composition of foods », *Royal Society of Chemistry*, 1992.

HOPPE C., MOLGAARD C., VAAG A., BARKHOLT V., MICHAELSEN K. F., « High intakes of milk, but not meat, increase s-insulin and insulin resistance in 8 year old boys », *Eur. J. Clin. Nutr.*, 2005, 59(3), p. 393-398.

HU F. B. *et al.*, « Frequent nut consumption and risk of coronary heart disease in women : prospective cohort study », *British Medical Journal*, 1998, n° 317 (7169), p. 1341-1345.

HUMPHRIES S., KUSHNER H., FALKNER B., « Low dietary magnesium is associated with insulin resistance in a sample of young, nondiabetic black Americans », *Am. J. Hypertens.*, 1999, 12, p. 747-756.

HUTTON J. C., HERCHUELZ A., VALVERDE I., BOSCHERO A. C., MALAISSE W. J., « The stimulus-secretion coupling of glucose-induced insulin release. XLII. Effects of extracellular pH on insulin release : their dependency on nutrient concentration », *Horm. Metab. Res.*, 1980, 12(7), p. 294-299.

IRVING L., CHUTE A. L., « The participation of the carbonates of bone in the neutralisation of ingested acid », *Journal of Cellular Physiology*, 1933, 2, p. 157.

JAJOO R., SONG L., RASMUSSEN H., HARRIS S. S., DAWSON-HUGHES B., « Dietary acid-base balance, bone resorption, and calcium excretion », *J. Am. Coll. Nutr.*, 2006, 25(3), p. 224-30.

JAMY D., STEVE C. GRAMBOW, DI L., CRIS A. SLENTZ, KRAUS W. E., SVETKEY L. P., « The effect of the PREMIER Interventions on Insulin Sensitivity », *Diabetes Care*, 2004, vol. 27, number 2.

JANNER M., BERNE, « La génération XXL, le nouveau défi du XXIe siècle : obésité, diabète de type 2 et facteurs de risque cardiovasculaire chez l'enfant et l'adolescent », *Paediatrica*, 2005, vol. 16, n° 4.

JONAS W. B., « Researching alternative medicine », *Nature Medecine*, 1997, 3, p. 824-882.

KALHOFF H., MANZ F., « Nutrition, acid-base status and growth in early childhood », *Eur. J. Nutr.*, 2001, 40, p. 221-230.

KELLUM J. A., SONG M., LI J., « Extracellular acidosis and the immune response : Clinical and physiologic implications », *Crit. Care*, 2004, 8(5), p. 331-336.

KIWULL-SCÖNE H., KALHOFF H., MANZ F., DIEKMANN, KIWULL P., « Minimal-invasive approach to study pulmonary, metabolic and renal responses to alimentary acid-base changes in conscious rabbits », *Eur. J. Nutr.*, 2001, 40, p. 255-259.

KRALL E. A., DAWSON-HUGHES B., « Walking is related to bone density and rates of bone loss », *Am. J. Med.*, 1994, 96(1), p. 20-26.

KREIGER N. A., SESSLER N. E., BUSHINSKY D. A., « Acidosis inhibits osteoblastic and stimulates asteoclastic activity *in vitro* », *Am. J. Physiol.*, 1992, 262, F442-F-44844.

KURTZ I., MAHER T., HULTER H. N., SCHAMBELAN M., SEBASTIAN A., « Effect of diet on plasma acid-base composition in normal humans », *Kidney Int.*, 1983, 24, p. 670-680.

LAMBERS T. T., BINDELS R. J. M., HOENDEROP J. G. J., « Coordinated control of renal $Ca^{2+}$ handling », *International Society of Nephrology*, 2005, 69, p. 650-654.

LEMANN J. Jr., GRAY R. W., PLEUSS J. A., « Potassium bicarbonate, but not sodium bicarbonate, reduces urinary calcium excretion and improves calcium balance in healthy men », *Kidney Int.*, 1989, 35, p. 688-695.

LEMANN J. Jr « Relationship between urinary calcium and net acid excretion as determined by dietary protein and potassium a review », *Nephron*, 1999, 81, p. 518-S25.

LUTZ J., « Conséquences d'une consommation accrue de protéines sur le bilan calcique et l'équilibre acido-basique sous adjonction de bicarbonate de sodium », *Am. J. Clin. Nutr.*, 1984, 39, p. 281-288.

MANZ F., « History of nutrition and acid-base physiology », *Eur. J. Nutr.*, 2001, 40, p. 189-199.

MANZ F., KALHOFF H., REMER T., « Renal acid excretion in early infancy », *Pediatr. Nephrol.*, 1997, 11, p. 231-243.

MARANGELLA M., DI STEPHANO M., CASALIS S., BERUTTI S., D'AMELIO P., ISAIA G. C., « Effects of potassium citrate supplementation on bone metabolism », *Calcif. Tissue Int.*, 2004, 74(4), p. 330-335.

MAURER M., RIESEN W., MUSER J., HULTER H., KRAPF R., « Neutralization of western diet inhibits bone resorption independently of K intake and reduces cortisol secretion in humans », *Am. J. Physiol. Renal Physiol.*, 2003, 284, F32-F40.

MCCARTY M. F., « Acid-base balance may influence risk for insulin resistance syndrome by modulating cortisol output », *Med. Hypotheses*, 2005, 64(2), p. 385-387.

MCDONALD H., NEW S., FRASER W., CAMPBELL M., REID D., « Low dietary potassium intakes and high dietary estimates of net endogenous acid production are associated with low bone mineral density in premenopausal women and increased markers of bone resorption in postmenopausal women », *Am. J. Clin. Nutr.*, 2005, 81, p. 923-933.

MICKLEBOROUGH T. D., GOTSHALL R. W., KLUKA E. M., MILLER C. W., CORDAIN L., « Dietary chloride as a possible determinant of the severity of exercise induced asthma », *Eur. J. Appl. Physiol.*, 2001, 85, p. 450-456.

MIGGIANO G. A., GAGLIARDI L., « Diet, nutrition and rheumatoid arthritis », *Clin. Ter.*, 2005, 156(3), p. 115-123.

MITCH W. E., « Metabolic and clinical consequences of metabolic acidosis », *J. Nephrol.*, 2006, suppl. 9, S70-75.

NARCY A., ROBERT L., MAZUR A., DEMIGNÉ C., REMESY C., « Effect of potato on acid-base and mineral homeostasis in rats fed a high-sodium chloride diet », *Br. J. Nutr.*, 2006, 95(5), p. 925-932.

NEW S. A., « The role of the skeleton in acid-base homeostasis », *Centre for Nutrition and Food Safety*, 2001, GU2 7XH.

NEW S. A., « Calcium, protein, and fruit and vegetables as dietary determinants of bone health », *Am. J. Clin. Nutr.*, 2003 May ; 77(5), p. 1340-1341.

NIJENHUIS T., RENKEMA K. Y., HOENDEROP J. G. J., BINDELS R., « Acid-base status determines the renal expression of $Ca^{2+}$ and $Mg^{2+}$ transport proteins », *The American Society of Nephrology*, 2005, 1046-6673/1703-0617.

OH M. S. « New perspectives on acid-base balance », *Semin. Dial.*, 2000, 13, p. 212-219.

OOPIK V., SAAREMETS I., MEDIJAINEN L., KARELSON K., JANSON T., TIMPMANN S., « Effects of sodium citrate ingestion before exercise on endurance performance in well trained college runners », *Br. J. Sports Med.*, 2003, 37(6), p. 485-489.

Organisation mondiale de la santé, *Traditional Medecine*, Washington, DC, MHO Publication, 1978.

OSTHER P. J., « Effect of acute acid loading on acid-base and calcium metabolism », *Scand. J. Urol. Nephrol.*, 2006, 40(1), p. 35-44.

PAILLARD M., FROISSART M., BLANCHARD A., « Bilan des ions $H^+$ et état acide-base sanguin », *Traité d'endocrinologie-nutrition*, 1995, 10-354-A-10.

PIATTI P. M., MONTI F., FERMO I., « Hypocaloric high-protein diet improves glucose oxidation and spares lean body mass : comparison to hypocaloric high-carbohydrate diet », *Metabolism,* 1994, 43, p. 1481-1487.

PREMINGER G. M., SAKHAEE K., SKURLA C., PAK C. Y., « Prevention of recurrent calcium stone formation with potassium citrate therapy in patients with distal renal tubular acidosis », *J. Urol.*, 1985, 134, p. 20-23.

RAYSSIGUIER Y., « Role of magnesium and potassium in the pathogenesis of arteriosclerosis », *Magnesium*, 1984, 3(4-6), p. 226-238.

RAYSSIGUIER Y., MAZUR A., « Magnesium and inflammation : lessons from animal models », *Clin. Calcium*, 2005, 15(2), p. 245-248.

RAYSSIGUIER Y., GUEUX E., « Magnesium and lipids in cardiovascular disease », *J. Am. Coll. Nutr.*, 1986, 5(6), p. 507-519.

REDDY S. T., WANG C. Y., SAKHAEE K., BRINKLEY L., PAK C. Y., « Effect of low carbohydrate high protein diets on acid-base balance, stone-forming propensity, and calcium metabolism », *Am. J. Kidney Dis.*, 2002, 40(2), p. 265-274.

REMER T., « Estimation of the renal net acid excretion by adults consuming variable amounts of protein », *Am. J. Clin. Nutr.*, 1994, 59, p. 1356-1361.

REMER T., « Influence of nutrition acid-base balance-metabolic aspects », *Eur. J. Nutr.*, 2001, 40, p. 214-220.

REMER T., MANZ F., « Estimation of the renal net acid excretion by adults consuming diets containing variable amounts of protein », *Am. J. Clin. Nutr.*, 1995, 59, p. 1356-1361.

REMER T., MANZ F., « Potential renal acid load of foods and its influence on urine pH », *J. Am. Diet. Assoc.*, 1995, 95(7), p. 791-797.

REMER T., MANZ F., « Dietary protein as a modulator of the renal net acid excretion capacity : evidence that an increased protein intake improves the capability of the kidney to excrete ammonium », *J. Nutr. Biochem.*, 1995, 6, p. 431-437.

REMER T., BERKERMEYER S., « Anthropometrics provide a better estimate of urinary organic acid anion excretion than a dietary mineral intake based estimate in children, adolescents, and young adults », *American Society for Nutrition*, 2006, 002-3166/06.

REMER T., MANZ F., « Paleolithic diet, sweet potato eaters, and potential renal acid load », *Am. J. Clin. Nutr.*, 2003, 78(4), p. 802-803.

REMER T., DIMITRIOU T., MANZ F., « Dietary potential renal acid load and renal net acid excretion in healthy, free-living children and adolescents », *Am. J. Clin. Nutr.*, 2003, 77, p. 1255-1260.

REMER T., « Influence of diet on acid-base balance », *Semin. Dial.*, 2000, 13, p. 221-226.

RESNICK L. M., « Cellular ions in hypertension, insulin resistance, obesity and diabetes : an unifying theme », *J. Am. Soc. Nephrol.*, 1992, 3, S78-S85.

RIOND J.-L., « Animal nutrition and acid-base balance », *Eur. J. Nutr.*, 2001, 40, p. 245-254.

RIPPE J. M., WARD A., PORCARI J. P., FREEDSON P. S., « Walking for health and fitness », *JAMA*, 1988, 13 ; 259(18), p. 2720-2724.

ROTHSCHILD B. M. et WOODS R. J., « La polyarthrite vient-elle du nouveau monde ? », *Rev. Rhum.*, 1990, 57, p. 271-274.

SEBASTIAN A., FRASSETTO L. A., SELLMEYER D. E., TODD K., MORRIS R. C. Jr., « Diet, evolution and aging », *Eur. J. Nutr.*, 2001, 40, p. 200-213.

SEBASTIAN A., FRASSETTO L. A., SELLMEYER D. E., MERRIAM R. L., MORRIS R. C. Jr., « Estimation of the net acid load of the diet of ancestral preagricultural *homo sapiens* and their hominid ancestors », *Am. J. Clin. Nutr.*, 2002, 76(6), p. 1308-1316.

SELLMEYER D. E., SCHLOETTER M., SEBASTIAN A., « Potassium citrate prevents increased urine calcium excretion and bone resorption induced by a high sodium chloride diet », *J. Clin. Endocrinol. Metab.*, 2002, 87, p. 2008-2012.

SELLMEYER D. E., STONE K. L., SEBASTIAN A., CUMMIMGS S. R., « A ratio of dietary animal to vegetable protein increases the rate of bone loss and the risk of fracture in postmenopausal women. Study of osteoporotic Fractures research group », *Am. J. Clin. Nutr.*, 2001, 73(1), p. 118-122.

SHARMA A. M., KRIBBEN A., SCHATTENFROH S., CETTO C., DISTLER A., « Salt sensitivity in humans is associated with abnormal acid-base regulation », *Hypertension*, 1990, 16, p. 407-413.

SHAVE R., WHYTE G., SIEMANN A., DOGGART L., « The effects of sodium citrate ingestion on 3 000 meter time trial performance », *J. Strength Cond. Res.*, 2001, 15(2), p. 230-234.

STARKMAN M., SCHTEINGART D., « Neuropsychiatric manifestations of patients with Cushing's syndrome », *Journal of clinical psychiatry,* 1981, 141, p. 215-219.

STREET D., NIELSEN J. J., BANGSBO J., JUEL C., « Metabolic alkalosis reduces exercise-induced acidosis and potassium accumulation in human skeletal muscle intertitium », *J. Physiol.*, 2005, 566(pt2), p. 481-489.

TUCKER K. L., HANNAN M. T., KIEL D. P., « The acid-base hypothesis : diet and bone in the Framingham osteoporosis Study », *Eur. J. Nutr.*, 2001, 40, p. 231-237.

UTE A., REMER T., MANZ F., NEU C., SCHOENAU E., « Long term protein intake and dietary potential renal acid load are associated with bone modeling and remodeling at the proximal radius in healthy children », *Am. J. Clin. Nutr.*, 2005, 82.

VATANPARAST H., BAXTER-JONES A., FAULKNER R., BAILEY D., WHITING S., « Positive effects of vegetable and fruit consumption and calcium intake on bone mineral accrual in boys during growth from childhood to adolescence :

the University of Seskatchewan Pediatric Bone mineral Accrual Study », *Am. J. Clin. Nutr.*, 2005, 82, p. 700-706.

VORMANN J., WORLITSCHEK M., GOEDECKE T., SILVER B., « Supplementation with alkaline minerals reduces symptoms in patients with chronic low back pain », *J. Trace Elem. Med. Biol.*, 2001, 15(2-3), p. 179-183.

VORMANN J., CSEUZ R., BENDER T., « Alkaline mineral supplementation for patients with rheumatoid arthritis », *Rheumatology*, 2005, 44 (suppl. 1), p. 179.

ZUCKERMAN D. M., KASL S. V. *et al.*, « Psychosocial predictors of mortality among the elderly poor », *Am. J. Cardiol.*, 1984, 119(3), p. 410-423.

# *Carnet d'adresses*

Pour les informations les plus récentes, il est conseillé de consulter les sites de la méthode acide-base qui sont régulièrement mises à jour et offrent de nombreuses informations sur l'application de la méthode et sur l'équilibre acide-base :

• www.methodeacidebase.com
En ligne : tests, conseils et recettes acide-base.
Compléments nutritionnels alcalinisants acide-base.
Stages et séminaires d'application et de formation à la méthode acide-base.
Calendrier d'événements sportifs, culturels et culinaires acide-base.
Groupes de marche active-base.
Adresses utiles spécifiques à la méthode acide-base.

• www.isodisnatura.com
Sur ce site vous trouverez de nombreuses informations sur l'équilibre acide-base et sur les compléments alimentaires alcalinisants et les omega-3, développés selon les tous derniers acquis de la diététique, associant les oligoéléments et des sels minéraux qui aident à lutter contre l'acidité latente. Vous pourrez aussi consulter des articles et des parutions scientifiques sur l'équilibre acide-base.

- www.basica.de

Vous obtiendrez des informations sur le métabolisme acide-base et sur les compléments nutritionnels basiques.
Site anglais et allemand.

- www.nutergia.fr

Vous trouverez de nombreux renseignements sur le concept de nutrition cellulaire active et sur l'équilibre acido-basique et les compléments nutritionnels alcalinisants.

### ➤ *Adresses utiles*

- Faculté de médecine de Bobigny

UFR santé, médecine et biologie humaine
74, rue M.-Cachin – 93000 Bobigny cedex
Tél. : 01 48 38 76 76

- Institut national de la santé

et de la recherche médicale – INSERM
www.inserm.fr
Site très intéressant, regorgeant d'informations pratiques accessibles à tous, sur la santé, le bien-être, abordant des questions de société très variées : les dépendances, l'alcool, le tabac, le vieillissement, l'obésité chez les jeunes, etc.

### ➤ *Troubles du comportement alimentaire. Où s'adresser ?*

- Association française de thérapie comportementale

et cognitive
100, rue de la Santé – 75674 Paris cedex 14
Tél. : 01 45 88 78 60
www.aftcc.org

• Groupe européen pour les anorexiques, les boulimiques, et les familles
54, boulevard Raspail – 75270 Paris cedex 06
Tél. : 01 45 43 44 75
http://perso.club-internet.fr

• APRIFEL
www.aprifel.com
Cet organisme a pour mission de délivrer une information approfondie et actualisée auprès des professionnels de la santé sur les fruits et légumes et leurs effets sur la santé.

• Arborcom
www.arborcom.com
Ce site fournit de multiples informations en anglais et en français sur la nutrition, les vitamines, les minéraux, la nutrition des sportifs.

• Association française d'acupuncture
3, rue de l'Arrivée – 75749 Paris cedex 15
Tél. : 01 43 20 26 26
www.acupuncture-france.com

• Association française des praticiens en drainage lymphatique manuel
8, rue Émile-Gilbert – 75012 Paris
Tél. : 01 43 42 04 68

• Fédération française de Hatha Yoga
50, rue Vaneau – 75007 Paris
Tél. : 01 45 44 02 59
www.ff-hatha-yoga.com

### ➤ *Les supermarchés bio*

• Naturalia
Vous pouvez trouver des magasins dans toute la France.
www. naturalia.fr

• BIOCOOP
www.biocoop.fr

### ➤ *Les marchés spécialisés biologiques à paris*

*6e arrondissement*

• Marché spécialisé biologique
Boulevard Raspail
Entre les rues du Cherche-Midi et de Rennes
Métro : Rennes
Ouvert le dimanche de 8 h 30 à 13 h 30

*17e arrondissement*

• Marché spécialisé biologique
Boulevard des Batignolles
Terre-plein, boulevard des Batignolles
Métro : Rome ou Place de Clichy
Ouvert le samedi de 9 h à 14 h

### ➤ *Quelques restaurants spécialisés*

• Bar à soupes et bar à jus
www.soup-juice.com

• Les restaurants bio
www.dietobio.com/bio/fr/restaurants

• Les restaurants végétariens
www.annuaire-parisien.com/restaurant-vegetarien-paris

### ➤ *Où acheter la soupe miso*

Vous trouverez la soupe miso dans les supermarchés asiatiques.

### ➤ *Où acheter un trampoline et un podomètre*

- www.decathlon.fr
- www.go-sport.fr

CET OUVRAGE A ÉTÉ TRANSCODÉ
ET MIS EN PAGES CHEZ NORD COMPO (VILLENEUVE-D'ASCQ)
ET ACHEVÉ D'IMPRIMER SUR ROTO-PAGE
PAR L'IMPRIMERIE FLOCH À MAYENNE
EN AVRIL 2007

N° d'impression : 68024
N° d'édition : 7381-1695-X
Dépôt légal : avril 2007
*Imprimé en France*